AF501525

EXPOSÉ

DES CONDITIONS

D'HYGIÈNE ET DE TRAITEMENT

DES MALADIES DE L'ARMÉE

D'AFRIQUE.

Imprimerie de MOQUET et COMPAGNIE,
RUE DE LA HARPE, 90.

EXPOSÉ

DES CONDITIONS

D'HYGIÈNE ET DE TRAITEMENT,

PROPRES A PRÉVENIR LES MALADIES,

ET

A DIMINUER LA MORTALITÉ DANS L'ARMÉE,

EN AFRIQUE.

ET SPÉCIALEMENT DANS LA PROVINCE DE CONSTANTINE,

SUIVI

D'UNE THÉORIE NOUVELLE DE L'INTERMITTENCE, ET DE LA NATURE AINSI QUE DU SIÉGE DES MALADIES DES PAYS CHAUDS.

PAR M. WORMS,

Docteur en médecine, médecin ordinaire de l'armée d'Afrique, ex médecin en chef de la première armée expéditionnaire de Constantine, chevalier de la Légion-d'Honneur et de la Croix-d'Or de Pologne.

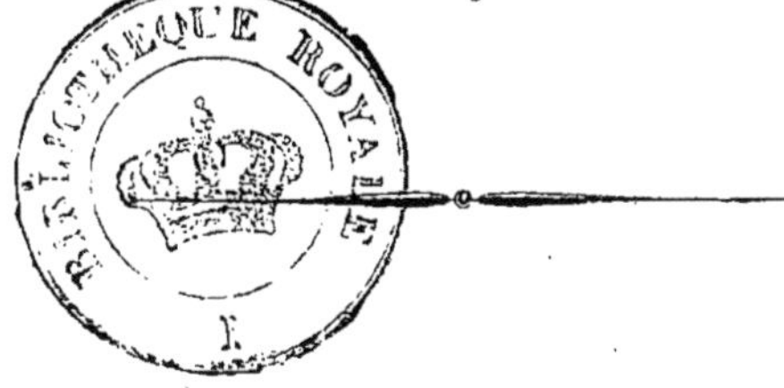

A PARIS,

CHEZ J.-B. BAILLIÈRE,

LIBRAIRE DE L'ACADÉMIE ROYALE DE MÉDECINE,

RUE DE L'ÉCOLE DE MÉDECINE, N. 13;

A LONDRES, même Maison, 219, Regent Street.

1838.

INTRODUCTION.

Pendant un séjour de cinq années en Afrique et dans la partie de nos possessions où nous avons eu le plus de malheurs à déplorer, j'ai été à même d'étudier avec quelque succès les maladies qui ont décimé notre armée et les causes des pertes nombreuses qu'elle a faites.

Les documents officiels, publiés par le gouvernement, établissent que depuis l'occupation de l'Algérie, sur un effectif total de 204,397 hommes, on compte 16,482 décès et 224,822 entrées dans les hôpitaux ; j'ai en vain consulté, pour m'expliquer des résultats aussi tristes, les données que pouvaient me fournir, relativement à l'insalubrité du climat, les relations écrites et la mémoire des habitants indigènes. Ni les Turcs, ni la population africaine qui tremblait sous eux, n'étaient visités par des calamités semblables; et en dernière analyse, il m'a fallu attribuer dans ces désastres une part fort grande à l'omission des plus simples lois de l'hygiène et à l'incertitude des bases du traitement.

L'hygiène de l'armée est encore toute à faire ; j'ai essayé de tracer succinctement les précautions dont il convient d'entourer les troupes, dans les diverses situations où elles peuvent se trouver.

Quant au traitement, ce n'est que par de longues recherches, de pénibles hésitations, que j'ai été amené relativement aux affections épidémiques de l'Algérie, à des vues et à une pratique médicales, diamétralement opposées à celles que j'avais naturellement puisées à l'école où passent et d'où sortent la plupart des officiers-de-santé militaires.

J'ai pensé que l'intérêt de l'armée me faisait de la publication de ce que j'avais observé un devoir d'autant plus impérieux, que les écrits les plus récents sur les maladies de la Morée et de l'Afrique, conçus sous l'influence d'une doctrine dont l'application ne peut être que funeste dans ces localités, me semblaient, quelqu'incontestable que fût le talent des auteurs, tendre à imprimer à la pratique médicale une impulsion rétrograde plutôt qu'un progrès.

MM. Antonini et Monnard frères, dont la médecine militaire s'enorgueillit à si juste titre et au zèle dévoué et aux vastes connaissances desquels je m'estime heureux de pouvoir ici rendre hommage, ont eux-mêmes, dans un travail remarquable par la sagacité de l'observation et la scrupuleuse exactitude des faits, sacrifié à cette doctrine médicale qui leur a été plutôt un embarras qu'un appui, et semé ainsi la route des praticiens qui les suivront d'erreurs, contre lesquelles les défendent, sans nul doute, dans la pratique, l'élévation et la lucidité de leur jugement.

Par suite de l'exclusive et malheureuse prédominance des idées que je viens de signaler, la méthode de traitement à laquelle je me suis définitivement arrêté depuis plus de deux années, a été long-temps, je ne dirai pas critiquée, mais condamnée sur ouï-dire et rejetée sans même obtenir l'honneur de l'examen. Cependant je persévérai, et des succès nombreux, connus de l'armée entière et qu'il n'était pas possible de nier, ont attiré l'attention sur cette pratique, et je puis maintenant citer comme un des témoignages les plus honorables et une des recommandations les plus désintéressées en faveur de ma pratique, la lettre suivante du médecin distingué auquel est confiée la direction du service de santé militaire en Afrique.

Bone, ce 25 aout, 1837.

Monsieur et cher confrère,

L'intendant de l'armée m'a chargé de lui adresser un rapport sur les fièvres endémiques de Bone; je viens les étudier près de vous.

Un jeune confrère plein d'avenir et doué d'un rare talent d'observation, a publié un traité remarquable sur cette grave matière; ses résultats cliniques, inespérés alors à Bone où il dirigeait le service médical, sont demeurés jusqu'ici incontestés.

Mais les succès que vous obtenez, plus importants encore, sembleraient, tant par la promptitude des guérisons que par la rareté des rechutes, témoigner et de l'efficacité d'un nouveau mode de traitement et de la solidité des faits sur lesquels reposent vos théories. Sanctionnées par des observations nouvelles, votre pratique et vos théories pourraient devenir d'une application générale : un lien commun rattache entre elles les fièvres de tous les pays chauds et marécageux.

Vous voudrez bien me communiquer à ce sujet, Monsieur et cher confrère, le résultat de votre expérience et de vos méditations. C'est dans l'intérêt de l'armée que je réclame, etc., etc.

Antonini.

Malgré le désir que j'aurais eu d'obtempérer à cette invitation en formulant le résultat de mes observations, il me fut impossible de le faire immédiatement; une double épidémie de choléra et de fièvres typhoïdes me força à consacrer à mon service hospitalier tous le temps que je passai encore à Bone.

Ce ne fut qu'après avoir obtenu au mois de janvier dernier un congé pour aller rétablir en France ma santé affaiblie par de longues fatigues, que je pus entreprendre ce travail. Pendant un court séjour à Alger où je passai, je pus, grâce à l'obligeance de plusieurs de mes confrères, recueillir quelques notes, et aussitôt que je fus rentré en France, apprenant que les Chambres devaient bientôt s'occuper des affaires d'Afrique, je procédai immédiatement à ce travail, afin que l'administration de la guerre pût, si elle le voulait, opérer quelques-unes des modifications que j'y propose.

Cet écrit, commencé il y a six semaines avec le seul secours de mes souvenirs et de quelques notes, se ressentira nécessairement de la promptitude avec laquelle il a été exécuté et des conditions d'agitation du voyage au milieu desquelles il a été entrepris. Mais mon but était de proposer et de faire accueillir d'importantes améliorations dans le régime hygiénique et curatif de l'armée.

Et si les idées que j'expose à cet égard ont en quelque chose le mérite de la vérité et de l'utilité, peu importent les négligences de la forme et du style qui les enveloppent.

Paris, le 19 mai 1838.

CHAPITRE PREMIER.

ESQUISSE TOPOGRAPHIQUE DE LA VILLE DE BONE.

La ville de Bone est bâtie sur un terrain inégal, vers le bord occidental et au fond du golfe auquel elle a donné son nom; établie sur le penchant inférieur et antérieur d'une montagne que surmonte la casbah, (citadelle), elle s'appuie à l'est, côté par lequel elle est en rapport avec la mer, sur une falaise fort élevée en arrière et qui s'abaisse en avant, où elle est contiguë à une plage, sur laquelle viennent s'ouvrir et vont à la mer les deux rivières connues sous les noms de Seybouse et de Boudgimah.

En avant de la ville, la vue est bornée au sud et dans la direction de Constantine, en allant de l'est à l'ouest, d'abord par un mamelon boisé, placé dans l'angle que forment en se rapprochant les deux rivières sus-nommées, et sur lequel on retrouve d'importantes ruines de la ville d'Hyppone, puis par une seconde colline, à quelque distance de la première, et enfin, par une chaîne de montagnes qu'on appelle l'Edough, qui, passant à l'ouest de Bone, se prolonge sans interruption au nord jusqu'au cap de Garde; c'est entre la ville en arrière et au nord, la mer à l'est, et les montagnes au sud et à l'ouest, que se trouve comprise la plaine, qu'on nomme soit petite plaine, soit plaine de la Boudgimah; le sol en est en beaucoup d'endroits au-dessous du niveau de la mer et configuré de manière à y laisser en stagnation les eaux des montagnes, et celles qu'y versent les pluies et les débordements des rivières qui sont mal encaissées. Sur toute la face orientale, elle est ouverte à la mer qui l'inonde quand le vent vient très fort de ce côté.

Cette vallée débouche au midi sur les deux plaines jetées en avant par deux étroites ouvertures que sépare seulement la colline d'Hyppone. L'une, pratiquée à l'ouest de cette colline, conduit dans la plaine dite des Karézas, que parcourt et divise la Boudgimah, qui la rend fort marécageuse ; elle est partout circonscrite par des montagnes ; l'autre, par un chemin qui serpente entre la rivière la Seybouse et la face orientale d'Hyppone, donne sur la grande plaine, dite de la Seybouse, parce qu'elle est partagée par cette rivière, sur le bord de laquelle se trouvent de distance en distance quelques assez beaux massifs d'arbres.

En arrière de la ville, un terrain fort accidenté compris entre la mer et la chaîne des monts Edough se prolonge jusqu'à la pointe sur laquelle est bâti le fort Génois. Cette partie du pays offre dans la partie ouest de fort beaux jardins, des vergers d'oliviers tous greffés, et c'est sur les différentes élévations qu'elle présente, qu'on a établi les casernes des caroubiers et des santons.

La ville, dont seulement trois ou quatre rues sont pavées, est fort sale en temps ordinaire, et devient un véritable clôaque aprés un ou deux jours de pluie ; elle offre une assez grande quantité de maisons nouvellement construites, qui contrastent d'une manière frappante avec le reste des mâsures qui vont tombant successivement, et qui forment ce qu'on appelle le domaine du casernement militaire.

Il n'y a en ville d'eau pour la boisson et les usages culinaires que celle que fournissent très-parcimonieusement quelques citernes généralement fort sales ; des Maures et des Nègres qui vont la chercher à une demi-lieue, la rapportent dans des vases placés sur les paniers de leurs ânes, et la vendent assez cher.

Les voitures du train des équipages et des chevaux chargés de tonnelets viennent journellement en pourvoir les hôpitaux. Il y avait autrefois des fontaines qui apportaient en ville par des canaux couverts, l'eau d'une source très-pure qui se trouve sur un des degrés du mont Édough, au sud-ouest de la petite plaine; mais les fontaines et les conduits ont été détruits, et depuis bientôt six années on travaille inutilement à les rétablir. Nous souhaitons vivement que ces efforts soient bientôt couronnés de succès, afin que l'une des principales causes d'insalubrité puisse cesser.

Un mur haut de 20 à 24 pieds enferme partout la ville, et en dehors, tout autour de cette enceinte, on remarque avec peine un fossé peu profond, rempli de vase et exhalant une odeur infecte ; ce fossé borde la plus grande partie du terrain sur lequel sont établies les barraques de la cavalerie et les hangars-écuries ; la santé des hommes et celle des chevaux ne peuvent se bien trouver d'un semblable voisinage.

Le climat de Bone et des environs est naturellement beau et sain ; les mois de mai et de juin y rappellent le printemps de la France; l'été y est fort chaud, et le thermomètre s'y maintient à une moyenne de 25 degrés Réaumur ; mais les nuits en tous temps sont froides et humides, et une rosée assez épaisse tombe matin et soir. Vers le commencement de l'automne et à la fin de l'hiver, les pluies sont fréquentes et abondantes, et c'est du mois de juillet jusqu'à celui de novembre que surviennent les affections épidémiques; les vents dominants sont ceux qui viennent du nord-est ou ouest; c'est vers les deux grandes plaines que se dirige leur cours, qui est arrêté dans tous les autres sens par les collines qui circonscrivent la petite plaine; aux mois de juillet et d'août, à de longs intervalles et seulement pendant une durée qui ne dépasse point trois jours, ce sont les vents du sud qui règnent.

L'hiver ne remplace pas toujours aussi régulièrement l'automne que dans nos climats; souvent de longues alternatives de pluies et de chaleurs laissent la saison incertaine; quelquefois au mois d'octobre il survient ou il a persisté des chaleurs aussi fortes que celles de l'été, et dans de semblables circonstances, les maladies se prolongent et acquièrent plus de gravité.

CHAPITRE II.

EXAMEN DE L'INFLUENCE DES MARAIS ET DES AUTRES CAUSES DE MALADIES.

Quoiqu'il répugne à une observation attentive et sévère de rapporter la cause de toutes les fièvres intermittentes, simples ou pernicieuses, à l'influence des émanations délétères que laissent dégager les localités marécageuses, personne ne peut mettre en doute que c'est par le voisinage et les effluves des marais que sont produites toutes les épidémies et les endémies de cette nature; puisqu'on voit ces maladies apparaître, croître et diminuer en raison directe du degré d'activité qu'impriment au dégagement de ces effluves les circonstances locales; puisqu'on les voit cesser pour ceux qui s'éloignent du foyer d'infection, et se développer immédiatement chez ceux qui s'en rapprochent.

Pendant long-temps on a cru que ces émanations consistaient en des gaz qui, confondus avec l'air respirable, en altéraient la composition; mais les résultats de nombreuses analyses ont fait reconnaître que l'air recueilli à la surface des marais et des rizières était exactement le même et avait quelquefois une pureté plus grande que celui qu'on avait pris et analysé au sommet des plus hautes montagnes.

La condensation au moyen d'apppareils refrigérants des vapeurs qui s'élèvent des lieux insalubres a donné seule un résultat plus satisfaisant. Moscati, et depuis lui de nombreux expérimentateurs, ont remarqué que les vapeurs ramenées à la forme aqueuse laissaient toujours déposer une matière floconneuse, de consistance gélatineuse, odorante, et offrant une tendance remarquable à la putréfaction; et il y a tout lieu de croire que c'est cette substance infiniment divisée ou dissoute dans les vapeurs d'eau, résultant de la décomposition des matières végétales et animales, qui constitue le principe toxique des émanations marécageuses.

Ce n'est point seulement des eaux stagnantes, des étangs et des marais que s'échappent ces corpuscules, mais encore de tout foyer accidentel de décomposition, fourni soit plus particulièrement par des végétaux, ou des matières animales qui ont cessé de vivre, ou par la réunion en proportions diverses de ces deux éléments; et plus long-temps aura été laissé inerte un sol naturellement riche en débris de cette nature, et à la surface duquel naissent et périssent de nombreux produits, plus on verra, quand les besoins de la guerre ou de l'agriculture forceront à le remuer, se dégager avec abondance des effluves dont l'existence sera bientôt constatée par l'invasion de maladies graves et nombreuses.

Il convient d'examiner brièvement quelles sont les conditions du dégagement, de la dispersion et de l'introduction dans l'économie de ces miasmes et les modifications qu'ils impriment à l'organisme.

C'est seulement de cette appréciation tout-à-fait pratique, basée sur des faits irrécusables, qu'on peut partir pour aller avec quelques chances de succès à la recherche des moyens propres à empêcher le développement des effluves, à prévenir ou à neutraliser leur action sur l'économie ou à combattre les conséquences fâcheuses qui résultent de leur action une fois accomplie.

La chaleur qui active l'évaporation, et l'humidité qui fournit le véhicule au miasme, sont les deux circonstances dont la réunion exerce sur le dégagement de ces particules l'influence la plus marquée.

Sous les latitudes très froides, les eaux stagnantes et les marais ne sont pas une cause de danger et donnent rarement lieu à des effets fâcheux ; plus on avance vers les contrées dans lesquelles augmentent notablement la chaleur et l'humidité atmosphériques, plus on voit les maladies prendre de la fréquence et de la gravité. Il faut considérer que dans cette marche des pays tempérés vers les zônes brûlantes, l'observation constate une génération plus abondante d'insectes et de reptiles de toute espèce; que dans cette progression on voit prédominer partout, même dans la composition des végétaux, la matière animale, et qu'observés dans les climats où l'humidité et la chaleur réunies sont le plus sensibles, comme dans certaines parties de l'Amérique et de l'Afrique, les foyers d'infection sont presqu'entièrement composés de cadavres du règne animal.

Mais il n'est pas même besoin de parcourir une partie du globe pour observer la progression que je viens de retracer; dans la même contrée, que ce soit l'Italie, l'Espagne, ou le nord de l'Afrique, la succession des saisons simule, si je puis m'exprimer ainsi, les variations des climats, et les faits s'y succèdent absolument dans le même ordre. Ainsi du mois de janvier à celui de juin, dans nos possessions africaines et dans les campagnes d'Italie, on peut observer les affections propres aux pays tempérés; et pendant le reste de l'année on voit, selon l'élévation de la température, les affections s'aggraver, perdre en même temps leur forme primitive et passer graduellement de l'intermittence à la rémittence et à la continuité; quand la température propre à la saison aestueuse, acquiert une intensité insolite, il n'est pas rare de voir dans ces localités et même dans nos marais habituellement innocents de la France, se développer les formes pathologiques propres aux climats de l'Amérique et de l'Orient.

Ainsi, si nous examinons les affections endémiques dans les principales contrées marécageuses, nous verrons en Hollande des fièvres intermittentes, quartes, tierces ou quotidiennes, atteindre un grand nombre de sujets, mais présenter une marche assez lente et laisser au médecin le temps de les combattre. En Hongrie, les maladies sont déjà plus fréquemment rémittentes et la dyssenterie dite putride y affecte une plus grande quantité d'individus. En Italie, les fièvres produites par les marais Pontins sont accompagnées d'apyrexies très courtes, et les symptômes dits ataxiques les compliquent le plus souvent; en Espagne, les accidents les plus graves, tels que les vomissements de matières noires, la couleur jaune de la peau, la violence du délire etc., rapprochent les maladies de ces contrées de celles des côtes de l'Afrique ou de l'Amérique. Enfin, dans ces deux dernières parties du monde, les mêmes affections fébriles sont observées, mais accompagnées des symptômes les plus violents, et presque toujours elles sont ou rémittentes ou continues. (Article Marais, Dict. des sciences médicales.)

L'ensemble de tous ces phénomènes peut s'exprimer et se résumer par la proposition suivante :

En raison directe de l'accroissement simultané de la chaleur et de l'humidité atmosphériques, dû à l'influence du climat ou des saisons, on voit les maladies, par cause miasmatique, passer de l'intermittence à la continuité et en même temps devenir de plus en plus graves.

Je ne m'appesantirai pas sur l'étude des faits bien constatés, tels que ceux de l'accroissement de nocuité des effluves marécageuses pendant la nuit; tout le monde sait que si de jour on peut impunément rester près d'un marais, il n'en est pas de même quand le soleil est couché, et cela s'explique très facilement.

Pendant la chaleur diurne, les vapeurs sont raréfiées, montent dans l'air, et quand la température s'abaisse le soir et la nuit, elles se condensent, et retombent en rosée plus ou moins épaisse. On sait aussi que c'est quand l'eau qui recouvre le fond des marais ou des étangs a été enlevée, et laisse à nu la vase, que ces localités deviennent fort dangereuses. Aussi les pluies d'été, qui n'ont qu'une courte duree, et qui n'ont d'autre résultat que de délayer le sol, aggravent toujours les épidémies, tandis que celles de la fin d'automne, qui tombent assez abondamment pour le baigner d'une manière durable, ont un effet tout contraire. Quand le Nil inonde l'Égypte, la peste cesse comme par enchantement. Aussi l'expérience prescrit-elle de chercher à noyer les marais qu'on ne saurait parvenir à détruire par le dessèchement.

Mais il est une question d'un haut intérêt, et qui ne me semble pas encore parfaitement résolue; c'est celle du mode de dispersion et du diamètre de la sphère d'action de ces émanations.

Le dégagement peut s'opérer dans un air calme, ou dans un milieu mobile.

Si l'air est immobile, disent la plupart des auteurs, c'est à 4 ou 500 mètres en hauteur et à 300 mètres dans la direction horizontale que les miasmes marécageux peuvent agir. Cette proposition ne me paraît pas fondée; que ce soient là les diamètres de la sphère où se font ressentir avec une intensité marquée les effets de l'infection, cela est vrai; mais une longue observation m'a convaincu que, en dehors de ces limites et à une distance souvent fort grande, particulièrement sur le continent, l'air est vicié beaucoup moins sensiblement il est vrai, et assez faiblement pour n'exercer qu'une influence fort peu marquée sur les sujets robustes et sur ceux qui sont acclimatés, mais qui s'exprime d'une manière très prononcée sur les individus naturellement faibles ou affaiblis, en donnant lieu chez eux à des maladies dont le caractère et la marche ne peuvent laisser de doute sur leur origine. Aussi lisons-nous dans tous les traités sur les maladies des pays chauds, que souvent fort loin des foyers d'infection, là où la santé pleine et entière existe chez l'indigène, la maladie attend inévitablement presque tous les nouveaux arrivants.

J'ai dit que c'était particulièrement sur la terre ferme que ce phénomène pouvait être observé, parce que des brises insensibles qui règnent sur la mer et ne sont pas assez vigoureuses pour dépasser le rivage, s'opposent presque toujours à ce qu'il en soit autrement.

Dans toutes les circonstances où les mouvements de l'air ambiant ne donnent pas aux miasmes une impulsion particulière, leur pesanteur propre les fait séjourner dans les couches atmosphériques inférieures; aussi l'habitation des rez-de-chaussée est-elle proscrite dans les pays malsains. A Rome, où dans la partie inférieure des maisons de certains quartiers on serait infailliblement atteint par les fièvres, il suffit de monter d'un étage pour s'y soustraire. En Afrique, les pièces situées dans le bas sont généralement employées comme magasins et jamais comme habitations, et en Corse, c'est toujours à l'étage le plus élevé de la maison que logent les familles les plus aisées.

En étudiant les circonstances qui, caractérisant l'intermittence, peuvent aider à en découvrir le mécanisme, quelques écrivains ont prétendu que les fièvres intermittentes étaient inconnues et n'existaient jamais chez les animaux. Cependant, d'autres prétendent qu'il n'en est pas absolument ainsi, mais tous s'accordent à remarquer que quand les fièvres intermittentes règnent chez les êtres humains, on voit constamment des maladies funestes et à type continu sévir sur les animaux. Ce fait, qui jusqu'aujourd'hui est resté sans explication me paraît cependant susceptible d'une interprétation, très claire et très satisfaisante. Puisqu'il nous est démontré qu'à mesure que les particules miasmatiques sont produites et s'échappent en plus grande abondance, les maladies qu'elles occasionnent augmentent de gravité et tendent à devenir continues; que d'un autre côté les particules s'amassent dans la couche atmosphérique inférieure; on doit parfaitement comprendre comment les animaux domestiques ou autres, dont la tête est plongée dans cette couche d'air, qui se nourrissent de substances imprégnées d'émanations, et qui ainsi les absorbent en bien plus grande quantité, et par des points plus multiples que l'homme, offrent à l'observateur le type de maladie le plus grave, c'est-à-dire la continuité, et se dérobent d'autant moins à l'influence, que leur peau, recouverte de plumes, de laine ou de poils, ne sert pas, comme chez nous, à éliminer une partie du poison.

Nous sommes donc amenés par l'examen des faits à admettre qu'en l'absence de mouvements dans l'atmosphère, la sphère d'intensité d'action des effluves a pour diamètre dans le sens de la hauteur 500 mètres, et pour rayon horizontal 500 ou 550 mètres; mais que, *sous ces mêmes conditions d'immobilité de l'air, les couches atmosphériques inférieures sont réellement, mais moins fortement viciées dans une très-grande étendue, et, pour le degré, on peut dire en raison inverse de la distance.*

Ainsi, on a récemment signalé à l'Académie comme une observation fort curieuse et récente, un fait que personne n'ignore depuis que le pays est occupé, c'est-à-dire la salubrité des positions qui de la partie postérieure de Bone s'étendent au nord jusqu'au fort des Génois; cette salubrité n'est pas parfaite; elle augmente à mesure qu'on se rapproche du fort des Génois, et en somme elle est relative, car si les troupes y jouissent habituellement d'un état satisfaisant de santé, quand elles sont un peu fatiguées elles deviennent dans ces localités sujettes à des fièvres qui sont peu graves, mais assez nombreuses.

Quand, au contraire, l'air se meut plus ou moins vivement dans une direction donnée, c'est dans le sens et pour ainsi dire sur l'aile du courant qu'il forme, que s'échappent les effluves, ne laissant dans tous les autres sens que cette viciation légère des couches atmosphériques inférieures.

Ce courant s'arrête, se rompt, se divise sur les obstacles qu'il rencontre, tels que, collines, habitations, bois, et y dépose les corpuscules dont il est porteur; aussi ces obstacles matériels deviennent dans le point où ils supportent l'effort du courant, le siége d'une très grande insalubrité, et alors se produit un effet constaté mais non expliqué que signalent tous les auteurs, c'est l'insalubrité remarquable de la partie moyenne et inférieure de certaines collines, tandis que entre les élévations et le marais, et plus près de ce dernier, le séjour est infiniment moins dangereux. Mais on se rendra bien facilement compte de cette circonstance si on réfléchit que la couche d'air dont le déplacement produit le vent, n'est pas celle qui est le plus près du sol, et que celles qui sont au-dessous ne sont à certaines distances du foyer le siége que de la viciation assez peu marquée sur laquelle je viens d'attirer l'attention.

Rappellons-nous la configuration de la petite plaine de Bone ; nous la voyons bornée au midi par un arc que forment les collines boisées d'Hyppone et les gradins du mont Edough ; nécessairement le vent du Nord, soit Ouest, soit Est, vient se briser sur cette chaîne : c'est au point de cette réfraction ou dans le plus proche voisinage que les besoins de la défense avaient fait établir les blockhaus occupés par nos troupes; aussi les conséquences ne se firent pas attendre : nous payâmes cette année de la vie de 1500 hommes les leçons que nous donna une cruelle expérience.

Dès cette époque, la plus grande salubrité de toute la partie située en arrière de la ville n'était plus ni une découverte à faire, ni un fait à signaler à l'autorité militaire; à la fin de 1834, on avait établi des locaux de convalescence à la Casbah et au fort Génois.

Dans la topographie de Bone, j'ai indiqué comme ouvrant aux vents dominants un chemin tortueux pour arriver à la grande plaine, la route qui serpente entre le pied d'Hyppone et la rivière la Seybouse; une felouque de guerre, la Fortune, placée près de là pour garder cette rivière, fut obligée de renouveler 2 ou 3 fois dans l'année son équipage décimé par les fièvres, tandis que le brick de guerre de la station, mouillé tout au plus à 4 ou 5 portées de fusil en arrière, jouissait de la santé la plus parfaite. Aussi la tribu des Béniourgines s'est-elle placée sur l'autre rive de la Seybouse où le terrain est plat, mais où aucun arbre, aucune colline ne vient arrêter le cours du vent et le forcer en se brisant à déposer sur le point occupé par leurs tentes les émanations qu'il emporte.

Sous l'influence d'un vent dominant, il en est d'une contrée marécageuse comme d'une pièce en batterie; le danger est devant et d'autant plus loin que l'impulsion de la colonne d'air est plus forte; au-dessous, comme en arrière et sur les côtés de la colonne mobile, le danger a disparu.

Il règne sur l'origine et le degré de l'insalubrité

particulière à la ville de Bone des opinions fort erronées ; presque tous ceux qui parlent de cette localité où viennent en dernier lieu affluer et mourir tous les sujets appartenant à l'armée ou les travailleurs qui sont allés dans la plaine ou dans les camps puiser le germe de leur affection, attribuent les malheurs que nous avons eu à y déplorer, à l'exposition de la ville et à son voisinage du marais principal ; il n'en est rien: c'est pendant quelques jours de l'année seulement, quand vient à souffler le vent du sud, que le marécage exerce sur la ville en avant de laquelle il est placé, une influence fâcheuse; et si la ville elle-même offre un séjour, qui toujours plus sûr que celui de la campagne qui est en avant, l'est infiniment moins que celui des terrains sur lesquels sont établis les santons, les caroubiers, le fort Génois, il faut en chercher la cause dans l'état de ruine, d'horrible saleté où stagne depuis une dizaine d'années cette malheureuse cité; dans ces établissements misérables dans lesquels sont parqués, quand encore place suffisante s'y trouve, les soldats tant à l'état de santé qu'à celui de maladie. Il faut le dire, et un tel aveu est pénible à faire, quand la domination musulmane s'exerçait encore sans trouble dans la province de Constantine, Bone n'avait pas cette triste réputation, et tout au contraire était le refuge des personnes qui, à la calle, avaient vu leur santé ou leur vie gravement compromise par l'insalubrité notoire de ce dernier lieu.

Mais alors la population n'était pas entassée dans des demeures infectes; les maisons deux fois par an blanchies à la chaux, les citernes curées avec soin; des fontaines qui prodiguaient une eau pure, des rues étroites et fraîches pendant la plus grande chaleur du jour, témoignaient d'une minutieuse propreté; une ceinture de vase fétide n'entourait pas la ville; un épais buisson d'oliviers, de jujubiers et de figuiers cernait de toutes parts le marais et l'isolait de Bone.

Les indigènes allaient bien recueillir à Hyppone les olives magnifiques qui y viennent en abondance, mais s'ils voulaient avoir des jardins et des habitations de luxe, c'était sur les flancs de la montagne Edough, tout aussi près qu'Hyppone, mais en arrière et non en avant de la ville, qu'ils allaient les bâtir.

Quand, en 1832, les trois mille hommes envoyés pour occuper Bone y arrivèrent, cette ville venait de passer par toutes les horreurs de la guerre et respirait la ruine et la désolation; la plupart des maisons étaient détruites, les citernes étaient comblées, ou on y avait jeté toutes sortes d'immondices. On chercha à tirer parti de ce qui était encore passable, et les soldats furent entassés dans des locaux insuffisants. On songea de suite aux besoins de la guerre et de la défense, et rien ne put être fait pour améliorer la position de l'armée; ces demeures mauresques si frêles, qui ne subsistent qu'avec des soins et des ménagements auxquels sont consacrés presque tous les instans de la vie assez heureuse et tranquille des indigènes, commencèrent à se dégrader; de partout on vit sortir d'énormes rats qui parcouraient les rues en troupes nombreuses et achevaient l'œuvre de destruction. Afin d'éclaircir les abords de la ville, on mit la hache à ces admirables plantations qui la séparaient mieux de la campagne que n'eût fait le mur le plus épais; le feu vint au secours du fer, et bientôt les alentours de la ville ne furent que trop bien mis à découvert, si bien qu'aujourd'hui le vent du sud, quand il s'élève, n'est plus arrêté dans son cours comme autrefois et pénètre au cœur de la ville, et qu'aujourd'hui quelques magnifiques oliviers, quelques jujubiers isolés ou réunis par touffes de 2 ou 3, témoignent seuls que là il y eut autrefois un immense verger. De ces arbres qui restent on continue encore à abattre quelques-uns, mais pas un seul n'a été planté.

Quoiqu'autrefois les citernes entretenues avec un soin minutieux reçussent des terrasses toujours tenues fort propres une eau abondante et de qualité passable, c'était à une source distante d'une 1/2 lieue à peu près de la ville, placée dans la localité la plus salubre, sur un des degrés du mont Edough, qu'ils allaient prendre une eau délicieuse, et l'amenaient sur le marché et au milieu de la ville par plusieurs fontaines. Dans ce pays, où l'eau est plus précieuse et plus nécessaire encore que dans toute autre contrée, et où il importe qu'elle ne participe pas à la viciation de l'air, une corporation spéciale était chargée du soin des fontaines, et la piété publique l'enrichissait de ses dons; quand nous fûmes arrivés, on prétend que les membres de cette corporation offrirent pour une somme modique (7 ou 8,000 fr.) de rétablir le cours de l'eau, et de la porter jusqu'en ville comme auparavant; l'offre fut rejetée; il y a aujourd'hui six années que des travaux ont été entrepris dans ce but par le génie militaire; ils n'ont amené aucun résultat. Les dépenses faites pour les travaux d'aquéducs montent, selon les uns, à 50,000 fr., selon d'autres à beaucoup plus. Depuis cette époque, c'est à dos de mulet et avec des voitures que l'eau est apportée aux établissements hospitaliers; si on veut calculer les frais auxquels s'élèvent les réparations qui en résultent pour les équipages militaires ; si on compte les chevaux et les hommes que ces transports occupent exclusivement, on verra que bien plus de cent mille francs ont été inutilement dépensés; plût à Dieu que ce fût là le seul côté fâcheux de cette erreur, mais il en est un plus triste; depuis six ans le soldat et l'habitant n'ont pour leur usage que l'eau impure, désagréable au goût et à l'odorat, que fournissent en petite quantité des citernes demi comblées, ou horriblement sales et des puits dans lesquels l'eau est fort insalubre aussi, et c'est cette eau chargée de poison, je puis le dire, qui fait la boisson habituelle de l'armée, et qui sert à la préparation de ses aliments.

Les conditions du logement de l'armée ne sont pas beaucoup plus heureuses; il existe en ce moment à Bone 2 casernes en pierre; ce sont là les seuls travaux importants de construction qu'on y remarque; encore eût-il été à désirer qu'une partie importante d'un de ces deux édifices ne fût pas placée au dessous du niveau du sol. Le reste des locaux destinés au casernement se compose de barraques longues et étroites, qui abritent aussi peu du froid et de l'humidité pendant la saison fraîche, que de la chaleur du jour en été ; dans presque toutes, le rez-de-chaussée n'est pas relevé, et dans quelques-unes c'est de la terre battue qui forme le plancher.

Quelques compagnies et les officiers sont répartis dans une centaine de maisons qui ont été prises pour les besoins du casernement; le nombre de ces séquestres était fort considérable ; mais à mesure qu'une maison est tombée, on a consenti à en rendre les ruines, et je ne doute pas qu'avant un an les 100 ou 150 maisons que garde encore le génie militaire, ne réunissent toutes les conditions propres à cette reddition.

Un des groupes de barraques le plus favorablement disposé serait celui où est placé le régiment de chasseurs à cheval, si, par une indicible fatalité, cette caserne n'était depuis l'occupation infectée par un fossé plein d'une vase liquide qui y stagne sans cesse. A l'époque où M. le maréchal Clausel voulut partir pour Constantine, le régiment de chasseurs était dans un bon état de santé ; après quelques jours de chaleur, la plus grande partie du régiment fut obligée d'entrer à l'hôpital, par 20 et 30 hommes à la fois; ce n'est qu'à l'influence du fossé de circonvallation qu'on peut attribuer cette subite épidémie parmi des hommes tous robustes et jeunes.

Quant aux hôpitaux, à proprement dire, il n'en existe pas jusqu'ici, à moins qu'on ne veuille considérer comme tels une mosquée froide et humide, mal éclairée, pouvant, avec une ou deux petites pièces attenantes, contenir 120 ou 130 lits; le reste consiste en barraques de bois, que je préférerais sans nul doute à la mosquée quoique ce soient des établissements plus que médiocres, si on pouvait les couvrir convenablement; depuis six ans, chaque année on se propose de les réparer; je crois même qu'on a renouvelé le chaume ou les roseaux des couvertures; mais je n'ai guère vu tomber une pluie forte et durable, qu'elle n'atteignît les malades dans leurs lits, ou que le plancher des salles ne fût baigné.

Les approvisionnements de l'armée, pour lesquels on n'a jusqu'ici pu trouver de locaux convenables, ont beaucoup souffert; les céréales se sont avariées, les farines entassées se sont échauffées; et ce serait hasarder une assertion bien hardie que dire que, depuis 1832, il est arrivé souvent au soldat de manger du pain de bonne qualité.

Si de l'examen du régime sous le rapport des aliments et des boissons, des logements et des hôpitaux, nous passons à celui de la situation de la ville, nous serons étonnés que les affections qui ont décimé la garnison de Bone ne se soient pas montrées plus graves.

Les fonds accordés de tout temps pour l'entretien de la propreté ont été insuffisants, et quand les premières pluies ont commencé à tomber, les rues, dont deux ou trois seulement sont à peu près pavées, sont couvertes d'une boue liquide qui se renouvelle constamment, et qu'il est impossible de faire disparaître. On espérait que les recettes municipales, qui avaient pris, à l'occasion des deux expéditions sur Constantine, un accroissement extraordinaire, pourraient fournir les moyens de faire cesser cet état de choses; mais ces recettes ont été attribuées en grande partie aux dépenses à faire sur d'autres points de nos possessions; et les rues non pavées, restées par conséquent extrêmement sales, l'accumulation d'immondices dans les maisons en ruines que retient le casernement, font de la ville elle-même un foyer d'émanations extrêmement dangereuses; car, ainsi que le fait observer judicieusement M. Nepple, dans les villes malpropres, à rues étroites et boueuses, les fièvres intermittentes sont endémiques, parce que les mêmes conditions s'y trouvent réunies que dans les marais; et à Bone, de jour en jour ces conditions s'aggravent, parce que la destruction de beaucoup d'immeubles, l'élargissement considérable des rues par suite d'alignements dont l'utilité serait contestable, permettent au soleil de plonger sur le sol, et d'y activer l'évaporation miasmatique.

Quand on réfléchit à la multiplicité des causes pernicieuses que je viens d'esquisser seulement, et dans le seul but d'attirer l'attention sur les moyens d'y obvier, on sera étonné que nos pertes n'aient pas été plus considérables.

Si de l'examen de la ville nous passons à celui de la campagne, nous comprendrons, en raison de la prédominance presque exclusive des vents du nord, qui, venant de la mer, passent successivement sur la ville et sur les marais de la petite plaine, que la partie du pays jetée en avant de la ville est le véritable siége de l'insalubrité, qui dépend à-la-fois du marais principal, de ceux qui se sont en différents points établis par suite de la stase des eaux pluviales, et de l'état vaseux que présentent en plusieurs endroits les bords de la Seybouse, surtout près de Guelma et de Mzezamar. Le camp de Drean, placé sur une élévation peu considérable, mais presque toujours balayée par les vents, ne serait pas un séjour malsain pour des troupes qui jouiraient d'une santé protégée par de bonnes mesures d'hygiène; mais l'habitation sous la tente y est impossible à l'époque des pluies.

Quant au camp de Guelma et à celui de Mzezamar,

ils sont situés à la base de montagnes qui arrêtent le cours des vents, et quoi qu'on fasse, leur position entre des collines élevées et la rivière la Seybouse ne permettra jamais d'y compter sur la santé des troupes, tant qu'on voudra les y laisser établies sous la tente ou en barraquement.

Le nombre effrayant d'hommes qui sont tombés malades à Mzezamar avant le départ du gouverneur général comte Damrémont pour Constantine, ne saurait, selon M. le docteur Baudens, s'expliquer par la situation si riante et si parfaitement hygiénique du camp; mais je n'ai pas un seul instant douté des pertes nombreuses que nous serions exposés à faire quand j'ai vu, sous un soleil encore ardent, faire creuser des fossés de circonvallation, et quand au milieu de ce travail, tout aussi dangereux pour ceux qui n'ont fait qu'habiter le camp que pour ceux qui l'ont exécuté, les distributions de vin ont dû être suspendues, faute de moyens de transport.

Déjà à Constantine commencent à s'accumuler les conditions déplorables qui rendent si malheureux dans les autres parties de la province le sort du soldat : ils y sont couchés à terre sans lits ni corps intermédiaire qui puisse les soustraire à l'influence de l'humidité du sol; les rues étroites sont d'une saleté remarquable; on ne peut distribuer de vin, et ce n'est pas le café de qualité détestable envoyé de France tout moulu, qui peut suppléer à l'absence des boissons fermentées. Je crains bien que la saison d'été qui va s'ouvrir ne nous force à déplorer de nouvelles pertes, si on ne pourvoit bientôt à placer l'armée dans une situation meilleure.

Après avoir passé en revue le mode de génération, les circonstances de la dispersion des émanations marécageuses, passons à leur influence sur l'économie humaine ; et d'abord arrêtons-nous à un fait que je considère comme de la plus haute importance.

Les auteurs, et entre autres Lind, citent des cas nombreux où exposés pendant le même espace de temps à l'infection résultant d'un marais, les individus ont été diversement impressionnés ; chez l'un la mort est arrivée le premier jour ; chez l'autre, c'est le second jour qu'un accès de délire ou de choléra l'a déterminée ; quelques-uns n'ont été malades que 4 ou 5 jours plus tard quoique fort gravement, d'autres en ont été quittes pour une fièvre simple et même pour un malaise passager.

Il résulte de cette circonstance, qui se reproduit journellement et dans tous les pays sous les yeux de l'observateur, que ce n'est pas exclusivement du degré d'activité et des divers états du foyer marécageux que dépend la modification organique qui en résulte ; que c'est dans la constitution naturelle ou acquise, dans la disposition où se trouve le sujet soumis à l'infection, que le plus constamment il sera possible de trouver le motif de ces nombreuses différences dans les effets d'une cause qui a été identique pour tous.

C'est donc la prédisposition individuelle qui devra nous expliquer comment il se fait que la même influence s'exprime par des formes dont la gravité diffère selon les individus; mais jusqu'ici on s'est le plus souvent arrêté devant ce mot, et on s'en est servi pour qualifier ce qui restait inconnu; il convient donc d'analyser avec soin les circonstances qui constituent cette prédisposition, et nous nous servirons dans ce but des faits les plus connus et les plus positifs.

Il est très difficile de conserver des enfants en Afrique, et en général l'éducation des jeunes animaux y est soumise à de nombreuses difficultés.

Les femmes, particulièrement avant et après les menstrues, à la suite de la gestation et du part, sont fréquemment et gravement atteintes des affections dominantes et sujettes aux récidives.

Les tempéraments lymphatique et sanguin sont plus particulièrement sujets aux maladies, tandis que les constitutions grêles et sèches en sont plus souvent à l'abri que celles qui présentent une plus grande apparence de force; et il convient à cet égard de dire que c'est dans les pays chauds surtout qu'on apprend à voir combien l'apparence est trompeuse; le développement marqué de la charpente osseuse ou des chairs n'est point là une garantie de résistance vitale, et fonder sur la vigueur, les formes riches et amples du corps, un pronostic favorable, serait une erreur; j'ai vu succomber des hommes conformés en athlètes dans des circonstances où résistaient à merveille des êtres fluets et chétifs qui semblaient la faiblesse même.

Un état morbide antérieur, une plaie, une commotion physique violente, donnent lieu à l'apparition de la fièvre, même dans la saison où elle n'existe pas ordinairement. Une alimentation de qualité mauvaise ou insuffisante, l'usage d'eau corrompue, l'abus, mais non l'usage des boissons alcooliques, les habitudes d'ivresse, les indigestions et les maladies de toute espèce sont de puissantes prédispositions; dans bien des expéditions au milieu des camps, j'ai vu les officiers et les soldats exposés de la même manière aux mêmes influences, et je suis obligé de rapporter au bien-être relatif dont jouissaient les premiers et aux affreuses privations imposées à la troupe, la gravité et l'issue le plus souvent funeste des affections qui l'ont ravagée.

Les variations subites de température, et principalement l'impression inattendue du froid, non seulement favorisent l'action des miasmes, mais ont encore une influence marquée sur l'ordre dans lequel se succèdent les accès.

Les hommes qui se nourrissent bien, et surtout ceux qui sont remarquables par un développement très régulier des facultés intellectuelles, passent et séjournent souvent même impunément au milieu de localités où d'autres rencontreraient la maladie et la mort.

C'est évidemment en affaiblissant le système nerveux ou la vitalité (le mot n'y fait rien) qu'agissent toutes les circonstances prédisposantes que je viens d'énumérer.

Il est à remarquer en outre que si les prédispositions concourent à favoriser la puissance d'une cause miasmatique déjà intense par elle-même, portées à un haut degré, ces mêmes prédispositions prêtent à des causes d'infection, qui autrement seraient restées impuissantes et inaperçues, le pouvoir de se manifester par des effets sensibles.

Ainsi l'indigène, le sujet acclimaté, c'est-à-dire devenu, par la modification lente et inaperçue de la constitution, tout-à-fait insensible à l'influence de la viciation habituelle et peu considérable de l'atmosphère, ne sera ébranlé dans la marche ordinaire des choses, qu'à l'époque où la cause miasmatique aura pris une intensité extraordinaire, dans la saison où les émanations sont plus abondantes et plus actives; mais pendant l'hiver, par exemple, il pourra, et il en sera de même pour le nouvel arrivant s'il est doué d'une constitution énergique, rester à l'abri de toute atteinte; mais que chez ces deux sujets dont l'un est préservé par l'habitude, l'autre par la vigueur du système nerveux, une de ces causes que j'ai indiquées comme prédisposantes, une lésion physique, une émotion profonde viennent à avoir lieu, et alors cette viciation, jusque-là insensible et impuissante de l'air ambiant à laquelle cependant rien n'a été changé, acquierra le pouvoir de produire la maladie à divers degrés, selon l'influence plus ou moins débilitante de l'incident qui sera survenu.

Ainsi les émanations marécageuses, qui au loin du foyer n'ont qu'une action tellement faible qu'elle n'exerce aucun effet sur les femmes et les enfants dans les circonstances ordinaires, deviendront des causes morbides très actives, toutes les fois qu'elles rencontreront chez ces individus les conditions de faiblesse qui accompagnent on suivent la dentition, l'accouchement, l'écoulement dyarrhéïque ou celui des lochies.

Une émotion profonde, comme une blessure, un excès vénérien, une saignée, favoriseront l'invasion de la maladie.

Quelque temps après son retour de Constantine, un de mes confrères et bons amis M. le docteur Hutin recourut pour se débarrasser de palpitations de cœur incommodes, à une application de sangsues sur la région précordiale; je l'avais détourné d'employer ce moyen, lui prédisant un accès de fièvre comme la conséquence de cette opération; le lendemain de l'application il lui survint une fièvre quotidienne.

Des faits que je viens d'exposer longuement résulte une déduction d'un haut intérêt pour l'hygiène des pays chauds et marécageux; c'est que la cause d'infection tirant le plus souvent toute sa puissance des circonstances individuelles, comme il n'est pas toujours possible, et que toujours il est long et difficile d'anéantir les foyers d'émanations, on peut arriver pour ainsi dire avec autant de succès, au résultat désiré en modifiant à volonté les circonstances et la constitution propres aux individus exposés, de manière à les rendre moins accessibles et même inaccessibles à l'infection. Résumons cette idée par les propositions suivantes :

Les émanations marécageuses et les prédispositions résultant de la faiblesse naturelle ou acquise se prêtent un mutuel secours.

C'est en raison composée de ces deux ordres de causes que se développent plus ou moins violemment les maladies.

C'est en neutralisant, selon que cela est possible, l'une ou l'autre espèce de ces causes, qu'on peut préserver les sujets exposés, ou diminuer la gravité des effets de l'infection.

Presque tous les écrivains qui se sont occupés des maladies des pays insalubres, ont signalé un intervalle qu'ils appellent incubation entre l'exposition à un foyer et la manifestation des résultats de l'infection; quelques-uns seulement l'ont niée. Mais nulle part on ne trouve de donnée positive sur la durée de cet intervalle; je crois que la longueur de cette durée est toujours en raison inverse de la puissance de la cause miasmatique, ou ce qui équivaut, de celle de la cause prédisposante, c'est-à-dire de la débilitation du sujet; et cette considération est basée sur ce que j'ai vu constamment arriver en Afrique. Aux époques de l'année et dans les circonstances où le dégagement miasmatique se fait avec une extrême activité, le soldat tombe malade aussitôt qu'il a passé une ou deux nuits dans un poste dangereux; tandis qu'au commencement et au déclin des épidémies, la fièvre ne survient quelquefois que 5 ou 6 jours après qu'il a abandonné ces mêmes localités; ainsi, dans le camp de Mzezamar, au moment où il était le siége d'une très grande insalubrité, les soldats étaient atteints en foule de fièvres graves qui se développaient très promptement; les officiers étaient toujours atteints plus tardivement et d'une manière moins inquiétante: entr'autres, je citerai le général B** qui après avoir à cette époque fait un long séjour dans les établissements au moment où l'insalubrité y était au summum d'intensité, ne ressentit que 5 ou 6 jours après sa rentrée à Bone une céphalalgie qui revenait tous les deux jours à 4 heures du soir, et dont je le débarrassai avec la plus grande facilité. Je pourrais, mais je le crois inutile, multiplier des faits semblables, et je crois pouvoir poser en principe que chez les sujets robustes, l'incubation est, à très peu d'exceptions près, toujours longue, et que cette durée prolongée de l'incubation est toujours aussi le présage d'une maladie franchement intermittente; que sous l'influence de causes très pernicieuses, ou d'une grande faiblesse naturelle ou acquise du sujet, l'incubation est très courte et doit faire prévoir une affection rémittente ou continue toujours fort grave.

Nous avons dit que les émanations marécageuses qui vicient l'atmosphère, exercent sur le sujet qui vit dans ce milieu une influence qui varie selon que l'individu exposé possède ou non le bénéfice de l'habitude.

On ne peut méconnaître la constitution particulière qui en résulte pour les animaux et la race humaine; dans la province de Bone, j'ai pu faire les remarques suivantes: les bœufs, les chevaux, tous les quadrupèdes, sont grêles, maigres, chétifs; ils ont peu de vivacité dans les mouvements, peu d'élasticité dans les allures; leur voisinage n'offre aucun danger; on peut passer et s'arrêter au milieu des troupeaux, sans aucune appréhension; rien n'est plus rare qu'un accident; le cheval n'est pas vicieux, le mulet ne cherchera pas à frapper de ses pieds; quelle que soit la couleur des vêtements, on n'aura à craindre la fureur ni du bœuf ni du taureau. Tous ces animaux sont dociles et soumis. Le corps et l'ame ont dégénéré.

L'espèce humaine offre un aspect qui n'est pas moins frappant. Dans la province de Constantine et dans la plus grande partie de ce pays, qui fut, dit-on, autrefois, un des plus riches de la terre, vous ne retrouverez plus comme dans nos pays, ces enfants mutins, querelleurs, possédés d'un besoin indomptable de mouvement, résultat chez eux d'une exubérance de la vie; ce ne sont pas les enfants des Maures et des Arabes, que vous verrez bruyants, possédés du besoin de détruire, et qu'il faut par une constante surveillance préserver de leur imprudence et de leur ignorance du danger; ce n'est pas chez eux que vous retrouverez le coloris brillant et la fraîcheur de la santé; l'enfant arabe, déjà sérieux et grave, monte à cheval, est chargé de la garde des troupeaux dès le plus jeune âge; ses mouvements sont lents et compassés; l'enfant maure, assis gravement dans l'obscure boutique de son père, le supplée déjà et apprend à connaître la valeur de l'argent pour lequel commence chez lui un culte qui ne fera qu'augmenter. Ces petits êtres, dont un grand nombre meurt fort jeunes, sont porteurs d'éruptions de toute nature, et ont presque tous une constitution lymphatique qui n'exclut pas chez quelques-uns d'entre eux une assez grande beauté. L'homme paraît ordinairement plus âgé qu'il ne l'est réellement, et cette apparence est due, je pense, au défaut d'expression de la physionomie, à la profonde indifférence du caractère, à la lenteur invincible de ses mouvements et au besoin de repos qui est chez lui l'idée constamment dominante; chez l'Arabe, la peau est foncée en couleur, la chevelure noire, les membres sont grêles, et le ventre est généralement fort prononcé; chez le Maure, qui a la peau plus blanche, les formes sont plus arrondies, la figure plus colorée, il y a plutôt empâtement qu'abondance de graisse.

Ils sont peu susceptibles d'émotion; le bienfait et l'injure semblent glisser sur eux sans laisser de traces, et sont reçus avec un calme et une indifférence qui étonnent. La douleur physique ne les émeut pas davantage; la fermeté, l'insensibilité avec laquelle un indigène supporte, sans murmurer, une opération cruelle ou marche au supplice, seraient parmi nous qualifiées d'héroïques; peu sensibles pour eux-mêmes, ils ne le sont pour ainsi dire plus du tout pour ce qui les entoure, et la perte d'un enfant ou d'une femme amène bien rarement une larme dans leurs yeux. Les liens de famille sont faibles, et la moindre question d'intérêt les résout. Le besoin irrésistible de repos, la répugnance à se fatiguer à penser, plus encore que le sentiment religieux, qui est fort peu vivant chez les indigènes de la province de Bone, leur dictent cette philosophie de la paresse qu'on appelle le fatalisme; enfouis dans une insouciance profonde, ils ne sont accessibles qu'à un désir, celui de posséder; aussi recherchent-ils l'argent pour l''enfouir; ils ignorent leur âge, celui de leur famille, et si vous le leur demandez, ils vous répondent, *Allah alem*, (Dieu le sait).

Ce sera à l'époque qui aura, sans qu'ils aient pris pour cela aucune peine, frappé leur mémoire, qu'ils rattachent celle de leur naissance, et ils pourront vous dire, mon fils ou ma fille est né lors de la peste, de la grande guerre, etc.

La coutume, les traditions reçues auxquelles rien n'a changé par et pour eux, voilà leur code; ainsi, quelque manifestement utiles que puissent être les institutions et les usages nouveaux que vous leur apportiez, ils ne les accueilleront pas; la nouveauté est un titre inévitable d'exclusion; attendez que peu à peu et d'une manière inaperçue ces améliorations puissent s'infiltrer chez eux; car si vous les leur présentez inopinément, ils refuseront tout d'abord et par insouciance et par haine de l'innovation et parce que eux, dont toute la vie n'est qu'un long calcul d'intérêt sordide et matériel, se défieront de vos intentions, et se résigneront bien difficilement à croire que leur intêret seul vous a guidés; au fond de chacune de vos démarches et de vos offres, ils chercheront le motif intéressé, et ne pouvant le découvrir, ils le supposeront d'autant plus hostile, qu'ils croiront que vous prenez à tâche de le leur cacher.

Ne connaissant d'autre loi sociale que celle de la violence, ils sont habitués à y échapper par la dissimulation et par la fuite; aussi un long temps se passera encore avant qu'on puisse accepter la garantie de leur parole, et les amener à substituer à leurs demeures mobiles des habitations implantées au sol. Habitués, quand ils sont les plus forts, à abuser cruellement de leur supériorité, c'est avec résignation et sans étonnement, que quand ils sont les plus faibles, ils supportent tout ce qu'il plaît au vainqueur de leur imposer; ainsi, quand après les avoir soumis par les armes, ils vous verront les traiter en égaux, ne comprenant pas qu'on ait la puissance sans en abuser, ils vous croiront faibles et feront de vous l'objet de leurs dédains et de leurs risées.

Ils ne sont pas naturellement méchants; ils ne maltraiteront pas un animal, et ne détruiront rien sans but et sans intérêt; le danger n'a aucun attrait pour eux, et ils évitent volontiers l'occasion de le rencontrer, même quand il est attaché au succès; aussi les querelles et les guerres entre tribus sont-elles rarement sanglantes, et quand elles ont duré une journée, y a-t-il rarement plus d'un ou deux blessés; en somme, l'honneur, la reconnaissance, la haine, ces mobiles si puissants chez nous, ne vivent pas en eux. L'utile à leur manière et dans la sphère rétrécie de leurs idées est leur seul but; aussi le commerce est-il la seule voie par laquelle on puisse graduellement les amener à notre civilisation.

Ils n'ont conservé du fanatisme musulman que quelques pratiques et des croyances superstitieuses, et la seule influence qu'ils reconnaissent, quoique bien faible et peu puissante, est dévolue à leurs marabouts, hommes qui se font passer pour dégagés de tout lien terrestre, et aux chefs de tribus qui n'ont pas une autorité exempte de contrôle.

Ces tribus sont rarement unies entr'elles, sauf quand il est besoin de résister à un ennemi commun; mais cette lutte une fois finie, commencent les attaques et les surprises, que les plus nombreuses et les plus puissantes tentent et exécutent sur celles qui sont inférieures en nombre et en puissance; aussi chercher un homme qui ait, sur ces intérêts isolés, une influence autre que celle qui peut résulter de la richesse et de forces militaires toujours prêtes à agir, serait tomber dans une erreur dont, jusqu'ici, nous avons pu apprécier les inconvénients.

Mais par cela même que l'intérêt matériel les guide seul, ils jugent sainement, et leurs jugements sont parfaitement dégagés d'illusions; aussi, la moindre inconséquence dans vos actes, la moindre incertitude dans vos volontés, ne sauraient leur échapper; et, ce n'est qu'en leur inspirant une crainte salutaire et une haute idée de votre puissance et de votre volonté, que vous ferez cette population docile et parfaitement soumise.

Tout ce que je viens de dire s'applique aux Arabes de la plaine, car les Kabyles, qui sont retirés sur les hautes montagnes, offrent une constitution bien différente. Qui ne se rappelle l'impression de surprise qui frappa notre armée au retour de la première expédition de Constantine, quand, après un engagement avec les Kabyles du Rass-el-Akba, où trente d'entre eux restèrent sur le terrain, elle put constater l'apparence remarquable de vigueur et d'embonpoint qu'avaient tous ces cadavres.

Pendant la saison d'hiver et de printemps, les étrangers peuvent arriver avec assez de sécurité en Afrique, et sont d'autant moins exposés qu'ils viennent de points du globe plus analogues par leur disposition; ainsi, les Provençaux, les Italiens, les Grecs courent moins de chances que les Français du Nord, les Suisses et les Allemands.

Mais au commencement de l'été, quand le soleil a fait évaporer l'eau des marais et mis la vase à nu, tous commencent à éprouver des effets plus marqués. Alors, à mesure que la chaleur augmente, que les insectes se multiplient, que l'atmosphère se charge d'émanations, un accablement profond, une somnolence irrésistible s'emparent de l'économie, les membres supportent avec peine le poids du corps; la tête devient pesante; on se sent moins capable de concevoir et d'exprimer la pensée; on éprouve une invincible répugnance pour toute espèce de mouvement et de travail; bientôt les aliments, les boissons produisent une impression nouvelle; la sensibilité générale et l'irritabilité du caractère sont augmentées; l'appétit se déprave ou se perd, il y a de la pesanteur à l'épigastre; la langue se charge d'un enduit grisâtre; un sentiment de brisement existe à la région des lombes et dans toutes les articulations; les nuits sont agitées; la calorification s'exerce irrégulièrement; à des bouffées de chaleur succèdent des frissons qui durent peu. La peau se décolore, et une des formes de la maladie endémique survient ordinairement, que ce soit une fièvre d'accès ou d'un autre type. L'embarras gastrique, qui en a toujours précédé l'invasion, en accompagne ordinairement la marche.

Mais l'action des miasmes est quelquefois lente et cachée, et amène le malade, sans accident notable et par une gradation insensible, à la cachexie et au marasme qui, dans les circonstances ordinaires, sont le résultat de nombreuses récidives de fièvres.

Cet état est caractérisé par l'affaiblissement général, la pâleur de la peau, l'infiltration et l'épanchement séreux dans les cavités des viscères et les lames du tissu cellulaire et l'appauvrissement marqué du sang; au moindre mouvement le malade éprouve de l'épuisement et des suffocations; quelquefois l'infiltration séreuse est bornée à la face, de telle manière que le malade étant couché, la figure offre une apparence d'embonpoint qui contraste hideusement avec l'extrême maigreur du tronc et des membres. La peau sale, écailleuse, est comme saupoudrée de terre. Les facultés sont engourdies, les sens sont lobtus, l'appétit seul persiste, et souvent le jour même où il meurt de la diarrhée, le cachectique pleure encore après les aliments qu'on lui refuse.

CHAPITRE III.

HYGIÈNE DE L'ARMÉE.

Après avoir indiqué les conditions si fâcheuses dans lesquelles est restée jusqu'aujourd'hui notre armée, abordons l'examen des moyens les plus propres à l'en faire sortir promptement. Au premier rang de ces moyens, je n'hésite pas à placer ceux qui pourront rendre à la ville de Bone son ancienne salubrité. Destinée à devenir le séjour des troupes pendant la plus grande partie de l'année, et le refuge des malades pendant la saison d'été et d'automne, il faudrait que Bone pût être un asile sûr, et non pas un marais presqu'aussi pernicieux que ceux du dehors ; ici le but n'est pas trop difficile à atteindre ; seulement il faudrait se résoudre à faire d'un seul coup, et sans hésiter, des travaux qui ordinairement jusqu'ici se sont faits à la longue et au moyen de dépenses fractionnées; de toutes les nécessités, la plus urgente est évidemment, et sous le rapport sanitaire et sous le point de vue économique, le rétablissement des canaux qui, autrefois, apportaient au marché et dans la ville, les eaux de la source de l'Edough ; il est impossible de laisser le soldat s'abreuver plus long-temps de l'eau impure des citernes. Je mets sur la même ligne d'urgence le pavage général et l'établissement du niveau convenable entre les conduits particuliers et l'aqueduc principal destiné à emporter les eaux ménagères; vers la fin de l'année 1834, les égouts particuliers, placés en beaucoup d'endroits trop bas pour pouvoir déverser leur contenu dans le grand conduit, se rompirent sur beaucoup de points. Il fallut, avec un soleil ardent, les ouvrir dans différentes rues; des dépôts de vase verdâtre et horriblement fétide laissés à côté des tranchées qu'on avait ouvertes, infectèrent à un tel point l'atmosphère, que nous vîmes survenir une épidémie affreuse dans laquelle les malades étaient si gravement affectés que beaucoup moururent en vingt-quatre et trente heures. Aujourd'hui cet inconvénient est moindre; mais il arrive trop souvent encore, et il est urgent d'y mettre un terme. Quant au fossé d'enceinte, s'il est impossible d'y faire circuler une eau vive qui entraîne et noie les immondices qui y séjournent de temps immémorial, il ne faut pas un instant hésiter à le combler; ce travail ne sera ni long ni coûteux.

Une commission de salubrité pourrait être instituée pour surveiller l'état de la propreté dans la ville et dans les habitations; elle devra tenir la main à ce que les maisons soient exactement nettoyées, à ce que surtout les étages inférieurs ne restent pas, comme ils le sont aujourd'hui, des dépôts de fumier; à ce que les citernes soient curées, soit aux dépens des propriétaires, soit à ceux des administrations qui occupent; elle devra signaler les maisons en ruines, et forcer soit à les rebâtir, soit à faire débarrasser l'emplacement des matériaux qui y seraient accumulés en désordre.

Il serait important que le génie s'occupât de construire à la portée des différents barraquements, des lieux d'aisance, afin que les environs des habitations de la troupe ne fussent plus infectés comme ils le sont aujourd'hui.

Quant au casernement, il conviendrait que le sol des barraques fût relevé à un pied au moins au-dessus de terre, recouvert de briques, et que des toiles goudronnées, saupoudrées de sable fin contribuassent à en rendre le toit imperméable à la pluie, et propre à mieux garantir du soleil. Dans les hôpitaux, les mêmes travaux seraient nécessaires; il faudrait qu'en toutes circonstances ces locaux fussent assez spacieux pour qu'on ne fût pas obligé de diminuer entre les lits l'espace réglementaire, comme cela n'a jamais manqué d'arriver toutes les fois que le nombre des malades a augmenté; que le service y fût fait seulement par des infirmiers entretenus, et qu'on ne fût pas obligé de recourir aux régiments de la garnison qui ordinairement fournissent pour cet objet leurs hommes les moins recommandables. Je n'ai pas besoin de dire que toutes les barraques, soit pour le logement du soldat, soit pour l'usage hospitalier, ne sont que de chétives ressources; mais j'ai indiqué le moyen de les rendre moins insuffisantes, dans la pensée où je suis qu'il n'est guère possible d'entreprendre à la fois les travaux de la fontaine, du pavage, des égouts et ceux de construction de casernes et d'hôpitaux sérieux, et qu'il est infiniment plus nécessaire de terminer promptement les premiers que les seconds.

Je n'hésite pas à affirmer que la ville pourra être immédiatement assainie par les moyens que je viens d'indiquer. Un complément indispensable à ces mesures consistera dans des plantations d'arbres autour des principaux marais. Les peupliers blancs pourraient être employés à cet usage; ils se multiplient et croissent dans la plaine avec une grande rapidité; outre l'avantage qu'ils offrent de diminuer l'insalubrité du sol, ils peuvent servir de barrière aux émanations marécageuses, et du côté de la ville et du côté de la campagne. Lancisi raconte qu'il existait aux environs de Rome une forêt qui séparait la campagne romaine des marais Pontins; cette forêt fut abattue, et le pays devint inhabitable; ce sera donc une précaution fort importante à prendre que de s'opposer à ce que la destruction des arbustes continue, et de prescrire de nombreuses plantations.

Quant à l'assainissement direct par le desséchement des marais, plusieurs plans ont été proposés pour obtenir ce résultat, et parmi ceux qui semblent les plus faciles à exécuter, se place celui qui a déjà reçu un commencement d'exécution et qui tendrait à recueillir les eaux déversées par les montagnes environnantes dans un canal circulaire tracé à la périphérie de la petite plaine, sur la ligne où le terrain s'élève et se continue avec le pied des montagnes; sur les deux points où ce canal irait s'ouvrir à la mer, des saignées partielles amèneraient l'eau laissée par les pluies au centre de la plaine.

Un projet remarquable par la grandeur de la conception a été en outre proposé par M. Baude, membre de la chambre des députés, pour arriver par un seul et même plan à détourner de son cours la rivière la Seybouse, y jeter la Boudgimah et établir à la hauteur du fort Cigogne un canal de navigation et un port plus facile et plus sûr que ceux qui existent. Il ne m'appartient pas de juger cette question dont la solution ne peut manquer d'être prompte et heureuse, puisque des hommes d'un incontestable talent s'en occupent. Seulement je crois qu'il ne serait pas inutile, pour assurer la salubrité de la plaine des Karezas, et d'une partie importante de celle de la Seybouse de r'ouvrir sur les vestiges qui existent encore, le grand canal de communication creusé autrefois sans doute par les Romains entre les rivières la Seybouse et la Boudgimah à la hauteur du pont de Constantine. On trouve encore le long du trajet de ces deux rivières, des flaques et des laisses d'eau, dont la destruction devra faire l'objet d'une étude et d'un travail ultérieurs.

Tous ces travaux dureront long-temps; ils devront être entrepris et exécutés seulement pendant la saison de l'hiver et du printemps, et ce sera généralement du mois d'octobre au mois de juin; il faudrait cependant se garder de croire qu'on peut suivre à la lettre des indications aussi précises; car, si comme cela arrive quelquefois, les chaleurs persistaient au delà de la saison ordinaire, on exposerait à de grands dangers le soldat et l'habitant en procédant aux remuements du sol; ce sera donc principalement d'après les conditions de la température qu'il faudra se guider.

Mais tous ces plans une fois mis à exécution, aura-t-on complètement tari la source des émanations délétères? Pour ceux qui voient les choses du point de vue de la théorie, la réponse ne peut être douteuse; les marais, diront-ils, sont la seule cause de l'insalubrité; or avec leur existence devra cesser celle de leurs effets.

Mais pour celui qui sait que le travail et l'art ne parviendront jamais à faire disparaître d'un sol inculte les causes d'insalubrité ; pour celui qui sait que plus la terre offre d'éléments de richesse et de fécondité, plus aussi, abandonnée par la main de l'homme, elle distille les causes de mort au lieu de fournir à l'entretien de la vie, pour celui-là les choses auront un tout autre aspect.

Par le moyen du desséchement des principaux marais, on diminuera sans nul doute les conditions d'insalubrité; mais il est un complément indispensable de ces travaux, sans lequel (et le législateur ne saurait trop se pénétrer de cette pensée) tout ce qui jusqu'alors aura été entrepris restera imparfait, et n'aura qu'un résultat provisoire, parce qu'à mesure que le travail détruira dans un point les causes de l'insalubrité, la stérilité les reproduira ailleurs; et ce complément, c'est l'agriculture, c'est l'application à la terre insalubre de milliers de bras dont les efforts réunis auront bientôt couvert de verdure et de fruits les localités dangereuses; mais cette agriculture, il n'est qu'un moyen d'en assurer le concours, c'est la garantie positive que la moisson sera pour celui qui, au péril de sa vie et de sa fortune, aura dû la semer; il faut donc que ce sol qu'on veut fertiliser, et dont sans presque de dépenses, une législation sage et intelligente peut tirer de grandes richesses, ne tremble pas sous les pieds du cultivateur, qu'il ne puisse lui échapper ni par les chances de la guerre, ni par l'incertitude de l'avenir.

Quant aux chances de la guerre, elles peuvent exister dans l'ouest où la terre moins riche et moins féconde est aussi moins dangereuse et moins énervante quand elle est laissée inculte, où le voisinage de Maroc, dernier asile de l'islamisme, soutient le fanatisme des Indigènes; mais dans la province de Constantine, la paix est la condition naturelle. Et parce que nos soldats, victimes d'une mort qui fait horreur, trouvent bien rarement sur le champ de bataille celle que tous sont accoutumés à y chercher, ne dites pas que c'est un progrès obtenu, vous tromperiez le monde et vous-mêmes.

Pour vous convaincre de ce que j'avance, voyez à deux ou trois siècles en arrière, quelques paisibles marchands établis sur les rochers de la Calle, à 150 lieues de leur patrie, entre les corsaires de la Méditerranée et les tribus de la Mazoule; quelles sont les attaques qu'ils ont eu à soutenir, et combien de fois leur garde de 50 hommes et leurs deux innocents canons ont-ils eu à les défendre contre les tentatives des indigènes? tous ont pénétré au cœur du pays et en sont revenus sans danger. Aujourd'hui encore, sur tout le rivage qui sépare Bone de la Calle, la langue provençale est familière aux Indigènes. Depuis plusieurs années des Européens se sont aventurés dans l'intérieur pour y acheter la laine, la cire, les sangsues, et y pénètrent encore.

Depuis cinq ou six années, sauf quelques vols nocturnes, quels sont les engagements sérieux qui ont pu troubler la tranquillité dans la province? Quand nous avons voulu trouver des ennemis, c'est à 15 ou 20 lieues qu'il nous a fallu les chercher; et quand enfin, lassés du repos et de la paix, nous sommes allés avec une sécurité fatale, mais que justifiaient les apparences, rechercher jusque dans les murs de Constantine, ce bey qui n'avait pas osé troubler notre repos, quels obstacles sérieux avons-nous rencontrés, quels combats avons nous eus à soutenir? Quand enfin, trahis par les éléments, glacés par le froid, trempés par la pluie, et mourants de misère et de faim, nos soldats ont dû regagner Bone, avons-nous vu se révéler cette haine farouche que devait inspirer le fanatisme? Les Arabes de la province de Constantine se sont-ils jetés à notre poursuite avec cet aveugle acharnement qui caractérise les indigènes d'Oran et de Bougie? On voudra à peine croire qu'à vingt lieues encore de Bone, quand nos dernières ressources étaient épuisées, ce sont ces ennemis qui, pour quelque argent, sont venus placer sur notre route les troupeaux qui devaient nous alimenter. Au moins pouvait-on s'attendre à voir Guelma, notre poste avancé, essuyer de vives et fréquentes attaques. Il n'en a point été ainsi : au bout de quelques jours, on voyait autour du camp les Arabes se livrer aux travaux de labour. Il fallait qu'Achmet bey fût bien pénétré de l'esprit de quiétude et de paix qui caractérise ses sujets, pour, après un revers qui l'avait rendu si heureux, ne pas oser prendre l'offensive, et ne pas harceler sans relâche nos soldats épuisés par la fatigue et la souffrance.

Quand bien même ce calme si naturel à la province de Bone eût été moins assuré, n'est-il pas entre nous et ceux qui voudraient y porter atteinte, un rempart vivant, une garde sans cesse vigilante? Les tribus qui, depuis la conquête, ont établi leurs tentes au-devant de la ville, sont plus intéressées encore que nous à connaître et à surveiller des mouvements qui pourraient être hostiles ; leur fidélité (sans nul doute intéressée, puisque c'est dans leur commerce avec Bone que consiste toute leur existence), ne s'est jamais démentie, et c'est en sachant les placer et les organiser convenablement, qu'on pourra le mieux se préserver de toute surprise.

Ce n'est donc pas, on le voit, contre les chances de la guerre qu'il est besoin de rassurer le travail, c'est contre celle d'une incertitude d'avenir mille fois plus menaçante et plus nuisible.

Cent fois on l'a dit, il est impossible de songer à l'abandon de l'Afrique; si des raisons de politique européenne ne s'étaient opposées à ce qu'on prît ce parti, je pense que personne n'eût accueilli sans une peine profonde l'idée d'abandonner une terre où déjà dorment d'un éternel sommeil vingt mille de nos soldats; il est difficile de se faire à l'idée de laisser inachevée une œuvre pour le succès de laquelle nous avons déjà consommé d'aussi pénibles sacrifices ; et d'ailleurs, ce sol a été autrefois couvert d'abondantes moissons et d'innombrables troupeaux ; un peuple, moins grand sans doute à nos yeux que la France ne le sera à ceux de la postérité, n'avait pas reculé devant les difficultés qui s'offrent à nous aujourd'hui; longtemps après qu'il a disparu du monde, l'impulsion qu'il avait donnée, survivait encore, et déjà négligée par la main de l'homme, la province de Constantine pouvait encore nourrir dans une affreuse disette une partie de la France du superflu de ses produits; à chaque pas sur ce sol aujourd'hui désert, vous foulez des ruines qui attestent encore que là ont régné la santé et la richesse : ce que des Romains ont pu faire, qui oserait dire que la France ne le pourra pas ? Nous pouvons aussi chasser la mort et la stérilité et les remplacer par la richesse et la vie ; mais ce n'est point par une action directe, quand même pour l'accomplir nous userions, jusqu'à les épuiser, des trésors de la France, c'est par une volonté éclairée et constante, c'est par quelques paroles, qu'il faudra prononcer tôt ou tard, et qu'à l'aspect des résultats, la législation française regrettera profondément de n'avoir pas laissé échapper plus tôt. Un jour viendra où on aura dit, la conquête de la France restera à la France ; où l'existence de l'Afrique aura été soustraite à ces débats irritants qui chaque année la remettent en question, et au milieu desquels des convictions honorables, devenues passionnées, s'expriment souvent de manière à blesser les affections et les intérêts de la France. C'est alors que les incertitudes de toute nature ne viendront plus arrêter le travail; alors les capitaux immenses dont regorgent les provinces, et que la crainte a retenus captifs jusqu'ici, viendront d'eux-mêmes affluer dans nos possessions; l'aisance y suivra de près le travail, et l'aspect du pays se ressentira immédiatement de cette décision à laquelle sont attachées la fortune de l'Algérie et la gloire nationale.

Mais ces résultats, qui peut-être seront ajournés encore, auxquels feront obstacle l'inexpérience et la connaissance imparfaite des hommes et des lieux, fussent-ils le but auquel ne cesseront plus de tendre les efforts du gouvernement, ces résultats ne s'obtiendront toutefois que dans un espace de temps qu'on ne pourrait voir s'écouler sans désespoir, s'il devait être marqué par les affreux désastres que déjà nous avons éprouvés, et si en attendant que nous soyions parvenus à assainir complètement le sol, nous ne parvenions à trouver la possibilité de placer nos soldats dans des conditions telles qu'ils puissent, si ce n'est impunément, au moins avec infiniment moins de périls, s'acquitter des devoirs que leur impose leur pénible métier.

En m'occupant de l'étude des miasmes de marais, j'ai indiqué combien leur influence subissait de modifications par les dispositions des individus qui y étaient soumis, et j'ai établi que l'habitude avait la propriété de l'émousser; on devra donc, autant que faire se pourra, n'envoyer tenir garnison en Afrique que des troupes qui seront originaires du midi de la France, ou qui auront habité les contrées méridionales pendant une ou plusieurs années; pour les faire arriver à leur nouvelle destination, il faudra choisir la saison où les émanations marécageuses se dégagent avec moins d'abondance; ainsi ce sera à la fin de l'automne, dans le courant de l'hiver et au commencement du printemps, qu'on devra seulement les embarquer, et les hommes seront choisis parmi les moins jeunes et les plus vigoureux. Le 17e régiment léger envoyé à Bone après avoir séjourné à Oran et y avoir expéditionné, supporta assez bien les nouvelles fatigues qu'il eut à endurer avant et pendant la campagne de Constantine en 1836; mais quelque temps avant le départ, on appela pour compléter ce corps le

3e bataillon qui était resté en France; cette section était composée de jeunes gens grêles, chétifs, presque tous volontaires et en trois semaines, à dater du jour du débarquement, tout le bataillon avait passé, et la plus grande partie était encore à l'hôpital. C'est chez les hommes très jeunes, à passions et à impressions vives, que la nostalgie fait le plus de ravages; capables en France de suffire à un bon service, en Afrique ils deviennent la proie de la mort ou de maladies qui l'amènent presque toujours. Pour plus de sûreté encore, il conviendrait de ne détacher sur les camps et les localités dangereuses, que les corps qui sont déjà depuis quelque temps dans les cantonnements de l'Afrique, et ce sera toujours une grave imprudence que d'envoyer faire campagne, surtout dans la mauvaise saison, des troupes arrivant directement de France.

On devra laisser long-temps les soldats dans les mêmes localités, et ne pas les retirer du pays au moment où ils sont parvenus à s'acclimater, pour les remplacer par des troupes qui n'ont pas encore subi la même épreuve.

C'est à l'oubli de ces sages précautions qu'il faut attribuer une grande part dans les pertes que notre armée a essuyées, surtout à la dernière marche sur Constantine.

Il faudrait que les barraques destinées à l'armée, au lieu de s'étendre en lignes isolées, fussent placées de manière à ce que plusieurs de ces habitations réunies enserrassent un carré au milieu duquel on pût permettre aux hommes de se livrer à des jeux d'adresse et à des exercices salutaires.

Alors au lieu de parcourir les rues et les campagnes pendant l'ardeur du soleil, ils trouveraient près d'eux des moyens de distraction, et n'auraient pas besoin pour chercher ensuite le repos, de l'acheter par la fatigue de courses longues et entreprises pendant la plus grande chaleur du jour. Il conviendrait que les chefs prissent à tâche d'exciter leurs subordonnés à ces jeux en accordant quelques récompenses à ceux qui se feraient remarquer par l'agilité et le talent d'égayer leurs camarades.

Comme il est impossible d'empêcher le soldat de se procurer du vin et des spiritueux à prix d'argent, il serait urgent de s'assurer par de nombreuses visites et de fréquentes analyses, de la bonne qualité des liquides débités chez les marchands; comme d'un autre côté l'abus des liqueurs fermentées porté jusqu'à l'ivresse est une des plus fortes prédispositions à la maladie, on ne saurait punir trop sévérement et trop exemplairement les hommes qui se rendraient coupables d'une faute de cette nature.

On a jusqu'ici laissé le soldat trop complètement dans l'inaction et on l'en a toujours tiré trop brusquement pour le soumettre immédiatement à de fortes fatigues; la santé ne peut manquer de souffrir de ces brusques contrastes. Ainsi j'ai peu vu faire en Afrique de ces promenades, d'abord sans bagages, ensuite avec tout l'équipement, auxquelles en France on procède graduellement pour exercer l'armée. Un régiment reste quelquefois tranquille pendant un fort long tems, et tout à coup il reçoit l'ordre de faire une expédition pour laquelle on lui fait entreprendre une marche de longue haleine. Après les deux premières lieues la route se remplit de traînards, qui ne peuvent plus porter leurs armes et se couchent sur les côtés du chemin au soleil ardent.

On éviterait ce grand inconvénient en faisant faire un exercice et des courses modérés, mais d'une manière continue et telle, qu'une marche un peu longue à laquelle on serait subitement forcé trouvât le soldat robuste et dispos.

La nourriture du soldat doit être l'objet d'une attention soutenue et d'améliorations nombreuses ; quand des magasins auront été disposés pour la conservation des céréales et des farines, le pain sera de meilleure qualité qu'il ne l'a été jusqu'ici. Il faudrait augmenter la ration de viande, surtout à Bone, où le bétail est abondant, et par conséquent à fort bon marché. Quant aux viandes salées, au lard et au jambon, il y aurait avantage, sous le rapport sanitaire, à les supprimer entièrement, et il faudrait, si cette suppression contrariait trop les mesures d'économie nécessaires, en rendre les distributions le plus rares qu'il sera possible. Quelques jardins devront être laissés aux régiments pour y cultiver de préférence les légumes sapides et propres à l'assaisonnement, tels que les oignons, l'ail, les raves, le cresson, le raifort; du poivre, un peu de gingembre, du sel en abondance, devront contribuer à relever le goût des aliments.

Le vin, si nécessaire à la santé en Afrique, n'entre pas pour une assez grande quantité dans le régime du soldat; il est à regretter que la ration, qui était double autrefois pour l'armée, ait été réduite depuis trois ou quatre années, et il y aurait nécessité d'être plus sévère pour la réception des fournitures qui concernent cet article.

L'orge n'est pas rare en Afrique, et la bière semble y être d'une fabrication facile et peu dispendieuse, puisqu'elle fait une des branches de l'industrie européenne dans nos possessions. Cette liqueur serait très-salutaire, surtout pendant l'été; il serait fort heureux qu'on pût la faire entrer dans les distributions de l'armée. Toutes les fois que, dans un pays où on arrive nouvellement, on voit un usage généralement adopté, il y a raison de croire qu'il est fondé sur un besoin réel, et qu'il sera utile de s'en emparer. L'usage du café et du tabac est tellement général en Afrique, qu'il faut l'y considérer comme une pratique d'hygiène publique. Aucune considération ne peut empêcher l'importation de cette double habitude chez nos soldats qui y sont d'ailleurs entraînés par un goût assez prononcé. Le café, pris à la manière des Maures, est d'un prix si modique, que les propriétaires des établissements où vont le prendre les indigènes, peuvent, en vendant la tasse un sou, subvenir aux frais d'un loyer assez fort, de l'achat du sucre, du café, du matériel d'exploitation et du service qui nécessite un ou deux domestiques; et les bénéfices cependant doivent être grands, puisque les cafés maures sont toujours nombreux dans la plus petite localité. Il ne serait donc ni difficile ni dispendieux d'importer parmi nos soldats cet usage salutaire. Quant au tabac, on ne saurait contester l'importance qu'il y aurait à leur en fournir. On a remarqué que, dans les épidémies, les fumeurs sont généralement moins susceptibles d'être atteints; et pour qui sait que c'est principalement par la bouche que pénètrent les particules miasmatiques, il ne saurait y avoir de doute sur l'utilité probable d'augmenter le ton de la muqueuse buccale. Ce ne sera pas encore ici le prix de la matière première qui pourra faire obstacle : le tabac vient en grande abondance dans la province de Constantine, et il est d'une excellente qualité, surtout dans toute la partie du pays qui sépare Bone de la Calle. Un essai fait à la direction générale en France a permis de mettre la feuille de tabac de la province de Constantine sur le même rang que les bons tabacs de Virginie ou du Brésil. Acheté en masse, je ne pense pas que la livre vienne à coûter plus de 20 ou 25 centimes. Tant qu'on sera obligé à Bone de s'abreuver de l'eau des citernes, il y aura prudence à accorder à la troupe un peu de vinaigre pour en corriger la saveur.

Il est à peine besoin de dire que, si la nécessité ne l'ordonne pas, il faut s'abstenir de faire séjourner l'armée dans la campagne, surtout depuis le mois de juin jusqu'à celui de décembre. Si cependant une expédition d'un jour ou deux devenait nécessaire, il vaudrait mieux que le soldat attendît le retour pour prendre du repos, que de se livrer au sommeil pendant les nuits froides et humides; si un séjour plus long devenait nécessaire, et que l'absence de l'ennemi pût le permettre, ce serait de nuit qu'il faudrait marcher, sauf à se reposer et à dormir le jour sous la tente ou à l'abri des vêtements établis par-dessus les armes; rien n'empêcherait de juxtaposer deux fusils et d'y suspendre la capotte sous laquelle deux soldats pourraient dormir; mais encore, dans ce cas, faudrait-il choisir pour la halte un terrain sec et élevé.

Si un corps est obligé de camper pendant un plus long temps à l'abri des tentes, il convient d'abord de l'établir sur le lieu le plus élevé qui se trouve à portée de l'eau et du bois et en rapport avec les exigences stratégiques ; autant que possible, on devra le choisir tel que l'air puisse y passer librement et n'être arrêté par aucune hauteur, ou par des bois avoisinants. Les tentes ne seront placées qu'après que le sol sur lequel elles doivent être établies aura été battu, ou qu'on y aura allumé un feu qui pourrait servir à la préparation des aliments ; si le bois manquait, et que dans le voisinage on pût trouver des pierres ou du sable, on en ferait un lit dans toute l'étendue de la tente. La rigole creusée au pied de la tente sera disposée de manière à faciliter l'écoulement vers l'extérieur. L'officier chargé du commandement et l'officier de santé dirigeant le service se seront assurés de la direction du vent dominant et de la disposition des localités, afin de veiller à ce que les tentes ne présentent au vent qui viendrait du marais que la partie postérieure, et que l'ouverture ne puisse se trouver en face de ce courant.

Autant que possible, ce ne sera pas sur le sommet des collines qui seraient à peu de distance des lieux insalubres qu'il faudra établir les camps; ce sera sur le penchant opposé à celui qui regarde le marais. Si dans de semblables circonstances il n'est pas possible d'emporter du vin, on peut toujours se pourvoir de café et d'eau-de-vie; dans chaque compagnie, un soldat peut être chargé de la préparation du café.

Pourquoi ne ferions-nous pas comme les Turcs, chez lesquels nous aurions bien d'autres inspirations à puiser? jamais la troupe turque ne sort sans son kawadji (cafetier) qui est un soldat, et il ne se fait pas une halte, pas un poste n'est occupé, qu'immédiatement l'artiste ne soit à l'œuvre; ceux qui ont voyagé en Afrique savent seuls quel bien fait une tasse de ce breuvage après une longue fatigue. Dans le voisinage d'un marais, les factions devront être fort courtes; il est important que le factionnaire ne reste pas en repos, qu'il ne cesse de marcher pendant la durée de sa faction; avant et après, il devra lui être accordé un peu d'eau-de-vie; sous aucun prétexte, les soldats ne devront coucher hors de la tente; ils n'en sortiront qu'après le lever du soleil, et y rentreront au coucher; la porte sera fermée avec soin; le bas de la tente garni de broussailles, et deux fois le jour on devra faire une petite distribution d'eau-de-vie.

En avant de la ligne des tentes, si on peut avoir du bois, et si les circonstances de guerre ne s'y opposent pas, on fera toute la nuit entretenir des feux, qui, en renouvellant l'air, ont aussi l'avantage de ranimer et d'égayer le soldat. Au réveil et au coucher il sera bon de lui faire entendre la musique militaire; un petit barril de vin choisi devra être emporté pour les hommes qui deviendraient malades en route; je me souviendrai toujours de l'avidité et du sentiment de bonheur avec lequel nos pauvres blessés et nos malades accueillirent, dans notre retraite de Constantine, le vin que Monseigneur le Duc de Nemours leur envoya de sa tente, et à la distribution duquel il assista lui-même. En expédition, surtout pendant l'hiver et l'automne, il conviendrait que tous les hommes eussent, comme les matelots, une chemise de laine ; la toile, trempée par la sueur, se glace sur le corps par le contact de l'air et par l'humidité du sol. Une ou deux paires de chaussettes de coton seraient aussi très utiles ; on préserverait ainsi du froid humide les pieds des soldats, et on n'aurait pas la douleur de voir des congélations y survenir et en nécessiter l'ablation par des températures qui ne sont pas à plus de 6 degrés au-dessous de zéro. Les factionnaires au moins, si pour le reste de l'armée cela n'était pas possible, devraient être vêtus de capotes à capuchon, et il faudrait aux casquettes en usage actuellement, ajouter par derrière une courte visière qui pût préserver le derrière de la tête de l'ardeur du soleil.

Pour les garantir de l'action du soleil pendant le jour, on doit, s'il y a des arbres à portée, garnir les tentes de branchages ; mais il faut éviter d'employer à cet usage des joncs, comme l'a fait il y a quelque temps près d'Alger un régiment pour lequel cette circontance a été la cause d'une épidémie grave ; ces joncs coupés fraîchement sont recouverts à l'extrémité d'une vase qui se dessèche et reproduit l'empoisonnement propre aux marais.

Les camps volants doivent dans tous les cas être changés souvent de place.

Si on est forcé d'occuper une position dans l'intérieur et d'y établir un camp fixe, il faut bien se pénétrer de la pensée que le seul véritable moyen d'y être à l'abri du danger, c'est d'y mettre le soldat, non plus sous la tente ni sous les barraques, mais dans des constructions spacieuses et fermant hermétiquement; il vaut mieux y restreindre le nombre des soldats en les bien logeant, que d'en établir sans ces précautions un plus grand nombre qu'on est sûr d'avance de voir bientôt réduit par les maladies. Ainsi, dans des localités comme Guelma et Mzezammar, où on a le dessein de rester à poste fixe, on n'obtiendra une sécurité complète qu'au moyen de bonnes casernes, dont le rez-de-chaussée sera à un pied au moins au-dessus du niveau du sol, et reposera sur un terrain bien battu, et si faire se peut, sur un lit de pierre ou de sable.

Ces bâtiments devront être carrés, contenir une vaste cour entourée de murs; on donnera une grande élévation surtout à ceux qui auraient vue sur les localités marécageuses; les portes et les fenêtres qui, toutes, seront exclusivement pratiquées sur le côté opposé, joindront et fermeront parfaitement, et les soldats ne pourront sortir qu'au jour et seront rentrés avant la nuit. Des jeux de boules, de quilles et autres pourront être établis à l'intérieur.

Si on se trouvait forcé cependant d'occuper d'une manière durable une position, et qu'il fût impossible de faire les constructions que j'indique, au moins ne saurait-on prendre assez de précautions pour diminuer l'insalubrité du camp où on voudra placer le soldat sous des cabanes de feuillage, des tentes ou des barraques.

L'emplacement sera choisi sur un lieu élevé; dans aucun cas il ne faudra se placer dans une vallée, dans une position basse où le vent ne peut ni déplacer, ni renouveler l'air. On donnera le plus d'étendue qu'on pourra à la superficie du camp; les tentes ou les barraques seront soigneusement espacées ; de nombreuses coupures seront faites pour recevoir les eaux pluviales, et leur donneront écoulement dans le fossé d'enceinte qui aura aussi des rigoles assez déclives pour les entraîner aussi loin que possible. Une grande propreté devra être entretenue dans les rues qui sépareront les lignes d'habitations ; ces habitations devront être placées de manière à ne pas présenter l'ouverture aux vents malsains; les précautions indiquées plus haut auront été prises pour diminuer l'humidité du sol de la demeure; les mêmes règles seront observées pour la fixation des heures de retraite et de lever. Dans la journée, on ouvrira les barraques et on lèvera les côtés de la tente; la nuit, on les fermera si cela est possible, hermétiquement.

On placera les lieux d'aisance à distance du camp; des punitions sévères devront être infligées aux soldats qui en établiraient ailleurs ; tous les soirs on les recouvrirait de quelques pelletées de terre; c'est le meilleur moyen de les empêcher d'infecter l'air.

Les soldats désignés pour les grandes gardes, les tranchées ou les factions, devront être revêtus de leurs capottes et de leurs manteaux, et recevoir avant et après les corvées, un peu d'eau-de-vie, ou de grog. Des feux seront allumés dans leur voisinage, et il leur sera prescrit de rester le moins immobiles que faire se pourra.

Les travaux nécessaires à l'établissement des fossés destinés à entourer le camp et à déterminer l'écoulement des eaux pluviales, ne doivent être entrepris que pendant l'hiver ou le printemps; si une impérieuse nécessité commandait d'y faire procéder en été ou au commencement de l'automne, on ne saurait trop soutenir le soldat par un régime substantiel et tonique. Il faudrait lui faire fortement assaisonner les aliments; avec le pain, lui distribuer de l'ail et de l'oignon crus pour en relever la saveur ; ne pas lui ménager le vin et l'eau-de-vie, et même lui faire prendre tous les matins un peu de teinture de quinquina.

Mais, je le répète, en Afrique, pour faire la guerre et établir l'armée hors des villes, il n'y a qu'une époque, celle qui est comprise entre le commencement du mois de mai et la fin du mois de juin. En automne et en hiver, on doit craindre les pluies, le débordement des rivières et l'absence de toutes les ressources alimentaires pour les hommes et pour les chevaux. En été, l'eau manque et les maladies décimeraient l'armée. Deux fois méconnaissant cette vérité, on s'est exposé à d'affreuses catastrophes.

Ce n'est que du concours incessant des mesures d'hygiène que j'ai exposées, appliquées à l'amélioration du sol et à la conservation de l'homme, qu'on peut attendre un avenir meilleur et pour l'Afrique et pour l'armée qui est appelée à la garder.

CHAPITRE IV.

HISTOIRE DES MALADIES D'AFRIQUE ET DES TRAITEMENTS EMPLOYÉS JUSQU'AUJOURD'HUI.

§ 1. *Tableau général des épidémies observées en Afrique.*

Du mois de décembre au mois de mai, l'état sanitaire n'a rien de fâcheux en Afrique; il y règne sporadiquement quelques affections, soit intermittentes, soit continues; mais au mois de juin, le plus souvent du sixième au vingtième jour, l'épidémie, particulièrement dans la province de Bone, débute par l'apparition des fièvres du type tierce ou quotidien, qu'on voit à mesure que la température s'élève, perdre de plus en plus le stade de froid; bientôt elles ne présentent plus que le stade de chaud qui se prolonge graduellement, de manière à ce que les accès se touchent et qu'il devient bien difficile, si ce n'est toujours impossible à l'observateur, d'assigner le point de ce contact; une fois cette continuité fébrile établie, on voit dominer parmi les autres phénomènes une douleur contusive à la région lombaire; les membres sont comme brisés; une céphalalgie de plus en plus violente arrive souvent jusqu'au délire, et il survient ordinairement une soif ardente, et des vomissements ou de la diarrhée. C'est la réunion de ces accidents qui constitue la forme de maladie la plus commune, et qu'on appelle encore aujourd'hui en Afrique, la *gastro-céphalite*. Cette affection, toujours considérée comme fort grave, peut amener promptement la mort en passant à la forme typhoïde, en se compliquant d'une violente dyssenterie, de délire ou de coma. Elle peut aussi se terminer par la forme intermittente, comme cela arrive pour l'épidémie, qui, après avoir atteint son maximum d'intensité, se termine de même qu'elle avait commencé, par la réapparition des fièvres intermittentes tierces et quotidiennes.

Chez la plupart des individus qui ne tombent pas malades, on voit survenir, ou une éruption de forme miliaire, qui se répand et couvre le tronc et surtout la région dorsale en s'accompagnant d'un prurit insupportable, qui devient plus douloureux encore quand la transpiration cutanée augmente; ou l'un après l'autre, on voit sortir des furoncles dont la série semble ne plus vouloir s'épuiser.

Chez les sujets faibles naturellement, ou qui ont eu à supporter plusieurs récidives soit de fièvre intermittente, soit de gastro-céphalite, la coloration de la peau s'altère visiblement, prend au bout d'un temps qui varie, une teinte jaunâtre et terreuse; les forces et les digestions languissent, la langue se charge, ou reste plate, humide et pâle ; un peu de diarrhée survient ; le réveil après un sommeil régulier ou plus profond que d'habitude, s'accompagne d'une sueur plus ou moins abondante, et on peut constater les progrès lents, mais sûrs et incessans d'une cachéxie que caractérisent et terminent tôt ou tard des infiltrations séreuses, partielles d'abord, puis générales, et dans lesquelles la mort arrive le plus souvent par une diarrhée, que rien ne saurait plus arrêter.

Les fièvres intermittentes s'accompagnent quelquefois d'éruptions ortiées et de taches qui arrivent et disparaissent avec l'accès. Que ces fièvres soient graves ou légères, la crise se fait généralement par les urines qui deviennent sédimenteuses et par les sueurs qui prennent une odeur et une consistance variables mais toujours sensibles.

Les affections de forme continue se jugent souvent par les sueurs, par une diarrhée, qui dure deux ou trois jours, par des selles pultacées; dans bien des cas, surtout quand elles ont été longues et graves, par des éruptions pustuleuses ou vésiculaires, et par des dépôts purulents.

Les fièvres d'accès simples peuvent durer assez long-temps sans amener d'autre conséquence fâcheuse qu'une grande débilitation; mais quand, et à cet égard les années offrent de grandes différences, les causes d'insalubrité sont fort actives, il est rare qu'à la suite d'un troisième ou d'un quatrième accès, on ne voie survenir la forme pernicieuse délirante ou comateuse, ou s'établir la continuité et bientôt la forme typhoïde.

L'accès pernicieux dure rarement plus de vingt-quatre ou trente-six heures, et la fièvre typhoïde, plus de six à dix jours, sans se terminer par la mort ou la convalescence.

Deux fois seulement j'ai vu les formes pernicieuse et typhoïde caractériser presqu'exclusivement la saison épidémique, la première en l'année 1833, quand accablée par les misères de toute espèce, la garnison de Bone n'avait ni logement, ni hôpitaux suffisants, et la seconde fois récemment, quand au mois de novembre 1837, au retour d'une expédition heureuse mais fort pénible, le soldat, après avoir éprouvé de longues privations, ne trouva d'abri contre les intempéries de la saison, que sous des tentes dont la toile ne le défendait pas de la pluie, et dont le sol humide et boueux lui glaçait les membres. Il est à remarquer que les indigènes sont bien rarement victimes des formes aiguës de la maladie, qu'ils sont moins souvent et toujours beaucoup moins gravement atteints que les Européens; que la même immunité est acquise aux officiers généraux et supérieurs, et à tous les habitants qui vivent dans l'aisance; que par contre, les femmes, surtout au moment de la menstruation, et les enfants en toute circonstance, et particulièrement lors de la dentition, sont plus violemment affectés et succombent beaucoup plus facilement.

Histoire de quelques épidémies.

Quand au mois de mars 1833, époque depuis laquelle j'y suis constamment resté, j'arrivai à Bone, on me remit un service de 80 ou 90 malades composé pour la plus grande partie d'hommes soit hydropiques, soit incessamment épuisés par la dysenterie, qui presque tous eurent bientôt disparu ou par la mort, ou par des évacuations sur la France, où beaucoup d'entre eux n'arrivèrent pas.

Bientôt devait commencer une nouvelle épidémie que je me préparai à combattre sous l'influence des idées et avec les moyens que me donnait la doctrine du Val-de-Grâce, dans laquelle j'avais été élevé. Voici les données que me fournissent textuellement les notes que je pris alors.

§ II. *Épidémie de* 1833.

« Le 27 juin, à ma première visite, je pus constater « sur presque tous les hommes entrés dans les 24 heu- « res précédentes, les signes d'une inflammation ai- « guë de l'estomac et du cerveau; toutes ces affections « étaient graves mais franchement dessinées; les ma- « lades étaient robustes; elles cédèrent promptement « à l'emploi des saignées générales et locales et des « boissons rafraîchissantes; mais je remarquai bien- « tôt qu'en tombant, ces gastro-céphalites avaient « fait place à des fièvres intermittentes pour la plu- « part quotidiennes.

« Dès le premier juillet, les malades entrèrent en « grand nombre, encore avec une soif ardente, des « douleurs à la région des lombes, des vomissements « et du délire; mais le pouls toujours aussi fréquent « et quelquefois plus accéléré, n'avait plus la même « plénitude et résistait moins à la pression; la peau « était sèche, se décolorait ou avait revêtu une couleur « jaune verdâtre; il fallut alors abandonner les sai- « gnées générales et se borner à des déplétions loca- « les, dont je ne tirais avantage qu'en les faisant « immédiatement suivre de l'application de sina- « pismes et de vésicatoires. Peu à peu l'encombre- « ment ayant augmenté, ces cas s'aggravèrent, et la « maladie revêtit généralement la forme typhoïde ; « le jour même de l'entrée ou quelques jours après,

« les malades se montraient abattus; la figure s'em-
« preignait de stupeur, la coloration déjà altérée de
« la peau devenait verdâtre et comme orangée (dans
« ce cas, quel que fût du reste l'état du sujet, le pro-
« nostic était funeste) ; chez quelques-uns il surve-
« nait des vomissements de matières noires, des pa-
« rotides, doubles le plus souvent ; des escarres au
« sacrum et aux hanches et une diarrhée fétide.
« Chez d'autres, où le mouvement fébrile était sou-
« vent moins marqué, les gencives étaient bour-
« soufflées, laissaient échapper un sang liquide et al-
« téré, et presque tout à coup une des joues devenait
« plus dure, plus tendue, se recouvrait d'une rou-
« geur pâle et luisante; si alors on entr'ouvrait la
« bouche du malade, on trouvait, non point à la
« commissure des lèvres, mais à la partie interne et
« inférieure de la joue au niveau de l'arcade dentaire
« inférieure, un ulcère verdâtre, fongueux, qui en un
« ou deux jours, malgré nos efforts, envahissait et
« détruisait une partie de la face, et entraînait in-
« failliblement la mort.»

« Dans la grande généralité des cas, au bout d'un
« ou de 2 ou 3 jours, malgré la médication la plus ac-
« tive, même pendant une apparence d'amendement
« ou de convalescence, le malade devenait inattentif,
« ne répondait qu'avec peine et distraction à nos
« questions, et le soir ou le lendemain nous le trou-
« vions privé de sensibilité et de mouvement, et ni
« les saignées locales ni les rubéfiants les plus puis-
« sants ne parvenaient à le soustraire à la mort.
« L'invasion et la marche de ce coma avaient lieu
« avec une effrayante rapidité.

« Les places à l'hôpital ayant commencé à man-
« quer, on fut obligé de laisser souvent à la caserne
« ou dans les postes extérieurs, des malades qui nous
« arrivaient après 12 ou 15 jours d'invasion, et qui
« au début de l'affection avaient été saignés par les
« officiers de santé du corps; beaucoup d'entre eux
« nous étaient apportés complètement glacés, avec
« un pouls tout-à-fait ou presqu'insensible et la cya-
« nose des extrémités, exténués par la fréquence et
« l'abondance des vomissements et des selles. Avant
« de combattre chez ces hommes l'affection prin-
« cipale, force nous était de ranimer en eux la
« vie par de puissantes stimulations internes et ex-
« ternes; mais nos efforts étaient rarement suivis de
« succès; ceux que nous réussissions à préserver de
« la mort imminente, succombaient un peu plus tard,
« épuisés par la douleur et la suppuration que cau-
« saient infailliblement d'énormes escarres gangré-
« neuses aux régions sacrées et iliaques.

« Chez quelques-uns, quoi que nous pussions faire,
« la peau se décolorait, et nous voyions, sans savoir
« par quelle cause, l'anxiété et la faiblesse croître sen-
« siblement jusqu'à la mort. Cinq ou six de ces hom-
« mes, chez lesquels la nostalgie était survenue, se don-
« nèrent la mort en se précipitant des murailles de
« l'hôpital sur les rochers, ou se suicidèrent avec
« leurs armes. »

« Parmi les malades, il en sortait qui, guéris en ap-
« parence, ne tardaient pas à rentrer porteurs de nou-
« veaux accès que ne marquait plus le moindre
« frisson, ou fatigués par la diarrhée.

« Au milieu et vers la fin du mois d'août, il re-

« parut quelques gastro-céphalites franches, et un
« grand nombre de fièvres intermittentes simples ;
« mais le nombre de rechutes devint incalculable ;
« du mois de septembre à celui de novembre elles
« se répétèrent, laissant après elles des bronchites,
« des entérocolites, qui, s'aggravant peu à peu, se
« compliquèrent d'ascite, d'œdème, et donnèrent
« lieu à une mortalité plus considérable encore que
« les affections aiguës. »

Par cet exposé, on peut voir que quelques accidents comateux ou de délire manifestement survenus après les déplétions sanguines m'avaient fait supprimer les saignées générales dans les affections continues graves, et que, reconnaissant déjà un caractère particulier à ces inflammations, je n'osais même appliquer les sangsues qu'en prescrivant simultanément l'usage des révulsifs et des rubéfiants.

Ce fut vers le mois de janvier 1834, que M. le docteur Maillot, médecin ordinaire, fut envoyé pour prendre la direction du service médical et remplacer M. le docteur Campmas.

M. Maillot avait pendant quelque tems habité la Corse, avait aussi séjourné assez long-tems à Alger ; il nous en apporta la méthode de traitement qui, adoptée alors par MM. Antonini et Monnard frères, qui sont sous tous les rapports les premiers médecins de cette ville, y est encore aujourd'hui à fort peu de chose près restée la même.

M. Maillot vint examiner la partie du service qui m'était confiée, et après avoir constaté que depuis mon arrivée j'avais constamment été le moins malheureux dans mes résultats, il m'exposa dans ses détails la pratique suivie à Alger, m'engageant à l'adopter et se fondant pour le succès probable, sur ce qu'à Alger et à Bone on était soumis à des influences qui ne différaient que par le degré d'activité et non par la nature.

La pratique nouvelle consistait spécialement à administrer immédiatement après les copieuses saignées générales et locales par lesquelles commençait le traitement de la gastro-céphalite, le sulfate de quinine à la dose de 16 à 20 grains, en prévision des accès qui remplaçaient toujours la forme inflammatoire, et qui devenaient si souvent pernicieux. Quoiqu'il me parût peu rationel d'introduire le sulfate de quinine dans un estomac dont on vient de chercher à enrayer l'inflammation par une application de 40 à 50 sangsues, je me promis de ne plus envisager que les résultats et de me laisser aller au courant des faits, quelque grand que fût le trouble que ces faits jetaient dans mes idées. Je vis M. Maillot réussir plus qu'on ne l'avait fait jusque là, je suivis immédiatement son exemple, et je n'eus pas à m'en repentir.

Voici à la fin de l'année 1834, le texte d'une note que je remis sur sa demande à un officier de santé de l'hôpital, qui désirait avoir une idée succincte des maladies régnantes, et du traitement employé.

§ III. *Épidémie de* 1834.

« Le début de l'épidémie a été le même cette an-
« née qu'en 1833; les hôpitaux se sont remplis bien-
« tôt d'hommes atteints de gastro-céphalite aiguë;
« une saignée générale de 15 à 25 onces, et une ap-

« plication à l'épigastre de 30 à 50 sangsues arrê-
« taient *subitement* le développement de ces inflam-
« mations ; cependant un jour, rarement deux, s'é-
« coulaient sans qu'elles reparussent sous la forme
« d'un accès tierce ou quotidien.

« Mais en voyant disparaître entièrement et promp-
« tement sous l'influence des saignées, ces graves
« congestions qui, en d'autres pays mettent au moins
« une ou deux semaines à se résoudre ; nous pûmes
« nous convaincre que ce n'était pas une véritable
« inflammation gastro-encéphalique que nous avions
« sous les yeux, et cette considération déjà devait
« modifier le traitement, si plus tard, en suivant at-
« tentivement le cours de l'épidémie, nous n'eussions
« été à même d'enregistrer les accidents suivants :

« 1° L'inflammation gastro-céphalique un moment
« entièrement supprimée, quelquefois seulement di-
« minuée, se reproduisait ou augmentait en offrant
« à l'observation l'incidence d'un phénomène extrê-
« mement alarmant et presque toujours prompte-
« ment mortel, et selon les variétés de ce phénomène
« on avait à traiter un accès pernicieux. C'etait alors :

« *a. La fièvre comateuse.* Une somnolence inatten-
« due s'emparait du malade. La parole, le mouvement,
« la sensibilité se perdaient successivement. Le pouls
« n'offrait pas d'altération sensible ; une sueur abon-
« dante survenant à la fin annonçait presque tou-
« jours une solution heureuse.

« *b. La fièvre délirante.*—Les facultés intellectuel-
« les s'altéraient, soit graduellement soit tout à coup ;
« les yeux rougissaient ; le délire le plus souvent
« sourd et triste, quelquefois bruyant et gai durait

« plus ou moins long-temps et finissait par une « forte transpiration ou par un coma mortel.

« *c. La fièvre algide*. Quelques heures après la « saignée et quelquefois pendant que coulaient en- « core les piqûres des sangsues, la gastro-céphalite, « dans des cas qui n'ont pas été fort rares, était rem- « placée par un froid non perçu par le malade, qui « partant des extrémités, finissait par s'étendre à toute « la surface cutanée et gagnait en dernier lieu l'épi- « gastre et la langue. Le pouls devenait de moment « en moment plus insensible, s'éteignait et le malade « jusqu'au moment de la mort qui ne tardait guère, « conservait l'usage des sens et de l'intelligence.

« *d. Cardialgique*. Cette forme a été fort rare et « toujours rémittente ou continue; dans ce cas la « gastro-céphalite, loin de céder aux déplétions san- « guines, prenait sous l'influence de cette médication « une intensité inquiétante; les vomissements, la soif, « l'angoisse et la douleur épigastrique croissaient en- « semble, et en 20 ou 30 heures le malade périssait.

« *e. Cholérique et dysentérique*. A son entrée ou « pendant le traitement, le malade était pris de dé- « jections séreuses, par en haut et par en bas, telle- « ment abondantes qu'un épuisement extrême en « résultait immédiatement; le pouls s'anéantissait, « la peau devenait froide, la voix se perdait et quel- « quefois la cyanose et les crampes donnaient à ces « accès une très grande similitude avec le choléra « épidémique.

« Dans un ou deux cas seulement, les déjections « étaient sanguinolentes; et la mort se faisait alors « encore moins attendre.

« 2° Il arrive enfin, et ceci surtout au fort de l'é-
« pidémie, que la gastro-céphalite au lieu de se sus-
« pendre et de se changer en intermittente, reste
« continue en s'acompagnant d'une grande fréquence
« avec très peu de développement du pouls ; que la
« langue se sèche et noircisse et que le délire ou le
« coma se prolongent jusqu'à l'issue funeste. Quel-
« quefois cette forme, qu'on a appelée subcontinue ou
« continue typhoïde, survient dans la fièvre inter-
« mittente quand le 3e et le 4e accès ont fini par se
« rapprocher et se confondre. Cette variété est pour
« le médecin la plus perfide et la plus redoutable.

« Pour résumer les phénomènes qui ont caracté-
« risé l'épidémie de 1834, il convient encore de dire
« que les fièvres intermittentes simples, parmi les-
« quelles rien n'a été plus rare que le type quarte,
« n'ont plus offert dans les deux derniers mois aucun
« indice du stade de froid; que ce stade n'a pas tou-
« jours été visible dans celles des trente premiers jours;
« que c'est toujours par les fièvres simples ou par la
« gastro-céphalite que la maladie a débuté; que les
« accès pernicieux les plus communs ont été les co-
« mateux, les délirants et les algides; les accès cardial-
« giques, cholériques et dysentériques ont été fort
« rares.

« Pendant les deux premiers mois nous avons pu
« observer quelques parotides et beaucoup d'angines;
« à la même époque la gastro-céphalite s'accompagnait
« de douleurs dans les membres inférieurs, tellement
« vives qu'elles ont été souvent portées jusqu'aux
« crampes; un caractère fort remarquable aussi dans
« ces affections a été fourni par les douleurs à l'hypo-

« gastre et la suspension souvent prolongée des urines.
« Quarante ou cinquante malades entrés pour des fiè-
« vres d'accès ont été tourmentés par des coliques atro-
« ces, purement nerveuses, avec constipation prolon-
« gée, et dont quelques-unes revenaient par accès.

« La plupart des affections membraneuses sur-
« venues pendant la saison ont subi l'influence de la
« constitution médicale; les bronchites, mais surtout
« les diarrhées et les dysenteries, qui ont été fort
« communes, se sont compliquées de fièvres intermit-
« tentes.

« *Traitement*. Voici comment M. Maillot, et moi
« à son exemple, nous débutions.

« Dans les gastrocéphalites, chez les sujets vigou-
« reux on prescrivait d'abord une saignée de 15 à
« 25 onces, et l'application de 30 à 50 sangsues à la
« région épigastrique. Le lendemain restât-t-il encore
« même un peu de rougeur à la langue ou de chaleur à
« la peau, on faisait prendre une potion de sulfate
« de quinine; qui variait selon les sujets de 16 à 24
« grains.

« Dans la fièvre intermittente simple, si l'examen
« du malade permettait de reconnaître quelques si-
« gnes d'inflammation de l'estomac ou de tout autre
« organe, une application de sangsues ou de ventouses
« était immédiatement ordonnée, et pour peu qu'il
« restât encore 2 ou 3 heures avant l'arrivée du nou-
« vel accès, on faisait prendre 15 ou 20 grains de sel
« de quinine; car il faut toujours craindre qu'un accès
« ne devienne subitement mortel.

« Dans l'accès comateux et dans l'accès délirant,
« si le pouls est fort, il faut prescrire une saignée de

« 12 ou 15 onces, appliquer 40 à 80 sangsues sur le « trajet des jugulaires, couvrir de sinapismes les jam- « bes et les bras; on fait avaler, ou prendre en lave- « ments 60 ou 80 grains de sulfate de quinine; si le « sel n'est pas gardé, on applique des vésicatoires et « on les en saupoudre après ablation de l'épiderme.

« Dans la fièvre algide et la fièvre cholérique, après « avoir couvert les membres de sinapismes, on fait « prendre 80 grains de sulfate de quinine en potion « et en lavement avec addition d'un ou 2 gros d'éther « sulfurique. Quand aucun de ces moyens ne réus- « sit, on promène un fer brûlant le long de la colonne « vertébrale; cette tentative est quelquefois suivie de « succès. »

« Dans la fièvre subcontinue ou subintrante, dont « on peut soupçonner l'existence quand on voit la « gastro-céphalite empirer sous l'influence des sai « gnées, on doit matin et soir faire prendre 20 grains de « sulfate de quinine; si on a vu la maladie se former par « le rapprochement des accès d'une fièvre quotidienne, « il convient de se conduire comme si les accès sub- « sistaient encore distincts, et de faire prendre le mé- « dicament quelques heures avant le moment où les « paroxysmes avaient coutume de reparaître.

« Quant aux diarrhées et aux dysenteries, après « quelques applications de sangsues à l'anus et à « l'hypogastre, on prescrivait l'opium en potion et « en lavement de 1 à 3 grains; si elles se compli- « quaient d'un accès de fièvre marqué, six heures « avant celle du retour du paroxysme, le malade « prenait en pilules 20 ou 30 grains de sulfate de « quinine avec 1 ou 2 grains d'opium. »

Voilà comment, en 1834, nous considérions et traitions la maladie endémo-épidémique ; c'est encore ainsi, à quelques insignifiantes variations près, que depuis cette époque on la traite à Alger et à Bone.

Il y avait sans doute sous l'influence de cette médication une amélioration ; mais elle était loin d'être aussi marquée qu'on l'a cru ; les mouvements de mortalité de nos services étaient moins affligeants, surtout si on les comparait à ceux des salles où on persistait à n'employer que la méthode antiphlogistique, et où le sulfate de quinine à la dose de 4 et 8 grains seulement était réservé pour les cas de fièvre intermittente simple ; mais nous avions encore à subir des surprises bien cruelles ; des hommes mouraient encore subitement dans nos salles, sans que rien pût nous rendre compte de ces catastrophes.

Les récidives étaient fréquentes et les convalescences bien précaires ; il faut le dire, quoique mourant plus tard d'une manière qui devait moins frapper les yeux, les hommes mouraient après de nombreuses rechutes, ou rentraient en France et dans leur corps, pour long-temps sinon pour toujours, impropres au service ; tout cela arrivait, et il faut bien le dire, tout cela arrive encore aujourd'hui en Afrique.

Pénétré de ces considérations, je pensai que, malgré un amendement assez sensible, le traitement était loin de la perfection qu'il pouvait et qu'il devait atteindre ; je m'attachai à étudier plus exactement et avec plus de rigueur les phénomènes si variés de la maladie, et d'abord dans toutes ces gastro-céphalites, l'état de la langue me frappa : elle était large, plate, plus ou moins chargée ; le malade éprouvait en même temps qu'une altération cruelle plutôt du dégoût que de l'appétence pour les boissons; d'autre part, il fallait que l'estomac fût bien peu irrité pour tolérer l'ingestion du sulfate de quinine, de l'opium, et quelquefois de l'éther et conséquemment les applications de sangsues faites à l'épigastre un peu avant ou pendant l'ingestion de ces médicaments devaient être inutiles. Quant aux évacuations sanguines par la veine employées seules à l'exclusion du quinquina, je savais qu'elles étaient souvent mortelles; j'avais vu bien des fois les médecinsqui avaient adopté cette méthode, être effrayés tout à coup par la perte de ceux de leurs malades sur la santé desquels ils comptaient le plus. D'ailleurs, je savais que, quand ces malades ne mouraient pas subitement dans le coma, le délire ou l'algidité, c'était pour succomber après quelques mois de rechutes à l'infiltration et à la diarrhée.

Je supprimai donc la saignée générale et les saignées locales tant dans le traitement des gastro-céphalites que dans celui des fièvres d'accès. Les accidents funestes devinrent plus rares, les convalescences un peu plus durables; mais je rencontrais encore des fièvres d'accès rebelles que, même avec de fortes doses de sulfate de quinine, je parvenais seulement à affaiblir, mais pas à guérir radicalement. Dans ces cas plus que dans tous les autres, la langue était enduite; il y avait de l'anorexie, des nausées, pas de soif; l'usage du sulfate de quinine semblait fatiguer le malade au lieu de le soulager, et dans quelques circonstances, j'avais vu à cet état succéder la forme typhoïde que je redoutais par-dessus toutes les autres. Quant au peu d'activité du sel de quinine, j'en entrevoyais la cause probable : si la muqueuse digestive était enduite d'une couche aussi épaisse que la langue, l'absorption du sel devait se faire tardivement et très imparfaitement, et ce n'était qu'en ingérant de très fortes doses que je pouvais obtenir les résultats que, dans les autres circonstances, je produisais avec une quantité très faible. D'ailleurs, j'avais été à même de douter bien des fois de cette exquise susceptibilité dont on s'est plu à doter la membrane muqueuse gastrique. Enhardi par ces considérations, j'administrai l'émétique, et immédiatement après une potion de sulfate de quinine; dès ce moment s'ouvrit pour moi par cette pratique une série de succès qui n'ont fait que prendre de l'accroissement. J'avais vu que sans aucune intervention médicale, les turgescences gastro-céphaliques arrivées à leur summum d'intensité en retombaient d'elles-mêmes, et que quelques heures plus tard à la vérité, mais naturellement, s'établissait un calme beaucoup plus durable et moins fallacieux que celui que provoquaient les saignées ; d'un autre côté, j'avais été à même de me convaincre que plus on éloignait du moment de l'accès celui de l'ingestion du sel de quinine , plus on était sûr d'en prévenir le retour ; je n'hésitai donc pas, dans le but d'obtenir une apyrexie plus longue, à saisir pour administrer le vomitif le moment où l'effervescence de la gastro-céphalite tendait à diminuer, sans attendre que cette turgescence fût tout à fait apaisée. Depuis cette époque, il ne m'arrive guère d'avoir à traiter d'accès pernicieux survenus pendant le séjour du malade dans mes salles, ni de voir s'y manifester la fièvre typhoïde. Mais on m'apportait souvent des malades chez lesquels cette variété était établie ou sur le point de s'établir. Comme il arrive très fréquemment qu'elle s'accompagne d'un délire concentré et triste ou d'un coma grave, je débutais par une petite saignée du bras, ou par une application de quelques sangsues à la région du cou, et ensuite j'administrais le sulfate de quinine, mais en vain; la maladie marchait promptement vers une issue funeste.

Quoique je ne pusse me faire encore à l'idée que la langue pouvait être noire, comme rôtie, couverte de fuliginosités, ainsi que les lèvres et les gencives, sans qu'il y eût gastro-entérite; j'avais vu trop souvent jusqu'ici les faits contrarier et démentir les principes que je croyais les plus sûrs; j'avais pu voir tant de fois ces altérations apparaître et croître pour ainsi dire sous le coup de la médication antiphlogistique, que encore ici je soupçonnai que les déplétions sanguines d'une part et l'exiguité des doses du sulfate de quinine de l'autre pouvaient être accusées de cette issue fâcheuse. Je commençai à faire prendre le sulfate de quinine en deux fois à la dose de 40 à 50 grains par jour; pendant les deux, quelquefois les trois premiers jours, rien n'était changé à l'état du malade; mais quand le troisième ou le quatrième jour à la visite du matin, j'approchais de son lit, on eût dit qu'un sujet nouveau venait d'être mis à la place de l'ancien: la peau aride et brûlante encore la veille, était tiède et moite; le pouls, de petit, serré et fréquent, était devenu large, plein et plus calme; la langue, que j'avais vue noire, couverte de fuligo, était humide, rosée ou encore enduite, mais d'un dépôt muqueux blanchâtre. Je donnais encore une ou deux potions, mais seulement de 16 grains, et bientôt, au moyen d'un vomitif auquel succédait une nouvelle dose de quinquina, la convalescence était établie et marchait avec force et rapidité.

Dès lors on conçoit facilement que l'influence funeste des déplétions sanguines m'étant parfaitement démontrée, que convaincu d'ailleurs par l'expérience de l'avantage qu'il y avait à les remplacer par les émétiques et le sulfate de quinine, me rappelant le précepte *morborum naturam ostendit curatio*, je ne pus guère conserver de doute sur la nature asthénique non seulement des causes, mais de tout le procédé de la maladie; et du point où j'étais parvenu à l'emploi des boissons toniques et stimulantes, telles que le vin, le café, le thé, les préparations vineuses de quinquina et à la prescription d'un régime alimentaire substantiel et réparateur, il n'y avait plus qu'un pas qui fut bientôt franchi.

Quoique je puisse dire que rien n'était devenu plus rare dans mes salles qu'un accès de délire ou de coma, il y en avait qu'on apportait du dehors, et là recommençaient mes incertitudes ; la conséquence logique que je devais tirer de l'ensemble des faits que je viens d'exposer était naturellement de considérer comme éminemment asthéniques les modifications de l'organisme qui constituent les accès de coma et de délire. Mais devant ces affections terribles où le pronostic est si incertain, qui tantôt se dissipent subitement d'elles-mêmes, d'autres fois et le plus souvent sont mortelles quoi que l'on tente, j'hésitais, je ne pouvais détruire chez moi cette idée de congestion active attachée par mes premières études et par tous ceux qui m'entouraient, à ces états du cerveau; et je me serais long-temps encore borné, mais seulement avec beaucoup de réserve, à l'emploi des évacuations sanguines si mes derniers doutes n'avaient été complétement levés par les circonstances suivantes. Quelques jours après que l'armée expéditionnaire fut revenue de la dernière expédition de Constantine, le défaut de logements, les grandes fatigues et les privations essuyées pendant quelques mois y déterminèrent une épidémie fort grave, et nous vîmes apporter ou se traîner à l'hôpital beaucoup d'hommes atteints de fièvres graves, quotidiennes ou continues ; ils avaient le cou et les épaules couverts de pétéchies, et le plus grand nombre avait cette coloration ictérique de la peau que j'ai signalée plus haut comme de si mauvais présage.

Parmi les cinquante ou soixante malalades de cette espèce que je reçus, il y en avait six ou sept chez lesquels la peau teinte en bistre était dans toute son étendue recouverte de taches; chez eux le pouls était lent et mou; un d'entr'eux, de formes athlétiques, n'avait que 40 pulsations par minute; des vomissements et des selles noires accompagnaient une prostration extrême; la langue était fendue, et comme recouverte d'une poix noire par laquelle elle était collée aux dents et aux parois buccales. Les narines étaient obstruées par la même matière et ne laissaient plus passer l'air. En arrivant chez moi, tous ces hommes dont je ne perdis que trois ou quatre, furent immédiatement mis à l'usage d'infusions de serpentaire et de quinquina ; on ne leur épargna ni le sulfate de quinine, ni le musc, et l'émétique fut aussi employé ; mais le vin surtout leur fut donné à haute dose ; pas une saignée ne leur fut faite, pas une sangsue ne leur fut appliquée; jamais non plus quand l'homme n'était pas entré avec le délire, il n'en était ultérieurement atteint.

Dans d'autres salles où généralement on débutait par les émissions sanguines, il était fort rare qu'après la première saignée, le délire qui n'existait pas, ne survînt immédiatement ; que celui qui existait ne s'accrût, ou ne passât au coma, et que dans les deux cas il ne durât pas de ce moment jusqu'à celui de la mort.

Cette immense différence dans les traitements et dans les résultats ne me permit plus aucun doute ; et d'ailleurs la fréquence du délire et la facilité avec laquelle il survient chez les sujets faibles, tels que les femmes et les enfants, les cas nombreux où en France il redouble après les déplétions sanguines, m'avaient déjà convaincu qu'au moins dans ces cas il n'est pas le résultat d'une modification sthénique.

Je ne pense pas qu'il soit superflu de rapporter ici l'histoire d'un fait qui touche à ce sujet. A l'époque dont je viens de parler, je trouvai un matin dans une de mes salles, un jeune Arabe d'environ 15 ans, qui était plongé dans le coma le plus profond; sauf le pouls qui n'était pas trop faible, les mouvements de la respiration et la chaleur tempérée de la peau, il n'offrait aucun signe de vie. Je lui fis immédiatement appliquer des sinapismes aux jambes et des vésicatoires aux cuisses; puis, au moyen d'une cuiller introduite entre les dents, on laissa passer dans la bouche une solution de 20 grains de sulfate de quinine; trente grains furent administrés en lavement et gardés; à la visite du soir il y avait du mieux, et la nuit la connaissance revint complètement; le lendemain, j'ordonnai un bouillon et une potion fébrifuge de vingt grains. L'enfant était très bien, mais se plaignait vivement d'une douleur de tête pour laquelle il voulait être saigné; je n'obtempérai pas à son désir; mais le jour suivant, il me demanda cette saignée avec une telle insistance, me déclarant que c'était le tuer que de ne la lui pas accorder, que je cédai en disant à ceux qui m'entouraient combien c'était à regret; on ouvrit la veine, et quoique j'eusse eu la précaution de prescrire en même temps une nouvelle potion de sulfate de quinine, le délire survint au bout d'une ou deux heures, et alla en croissant pendant quinze autres heures au bout desquelles il mourut. Nous trouvâmes beaucoup de sérosité épanchée entre les méninges et dans les ventricules.

CHAPITRE V.

METHODE DE TRAITEMENT PROPOSÉE.

> Je ne tirais pas les indications curatives des différents types des fièvres ou de la variété de leurs symptômes : qu'elles fussent continues ou rémittentes avec des périodes soit régulières soit irrégulières, ou intermittentes, n'importe de quelle manière; qu'elles fussent accompagnées d'efflorescences quelconques, de quelque nom grec qu'il ait plu à l'ancienne école de les qualifier ; je les traitais toutes de la même manière, lorsque j'avais reconnu que leur cause était la même ou à peu près. Le traitement était adapté à la cause morbifique et non pas à ses effets si variés, à ses formes et à ses modifications accidentelles.
>
> *Stoll. méd. prat.*, vol. I, p. 319.

Après avoir fait des nombreuses hésitations qu'il m'a fallu subir, un exposé qui peut-être n'aura pas été sans intérêt comme souvenir pour les praticiens, et sans utilité pour ceux qui pourraient avoir à s'occuper des maladies des pays chauds, je vais exposer le traitement auquel m'a amené une longue pratique.

La fièvre d'accès peut être simple, ou compliquée de dysenterie et de diarrhée.

Si le malade s'offre à l'observation pendant le stade de froid, (qui en Afrique est rarement violent et prolongé), l'administration d'une infusion chaude de thé, ou de camomille pourra abréger la durée du frisson ; si on assiste au développement du stade de chaud, il est important de s'assurer du nombre d'accès qui ont précédé, de savoir quelle est la distance qui a existé entr'eux, si l'apyrexie a été égale pour tous, ou si elle tend chaque fois à diminuer ou à se prolonger.

Si l'accès auquel on assiste est un des premiers, si l'intermission n'a rien perdu de sa durée ordinaire, quelque violent que puisse paraître l'appareil de congestion qui se manifeste; que la céphalalgie, les douleurs des lombes et des membres soient modérées ou très vives, que l'œil s'allume ou que la face rougisse, ces apparences ne doivent causer aucune inquiétude; une sueur abondante ne tardera pas à ramener le calme, et le médecin n'aura à s'occuper que de prévenir le retour de ces phénomènes.

Si, au contraire, l'âge avancé ou très tendre, la faiblesse du sujet, la répétition déjà fréquente et le rapprochement qui s'opère entre les accès, coïncidant avec l'élévation de la température et l'accroissement d'intensité de l'épidémie, font craindre que la période de chaleur, au lieu de finir promptement par les crises, ne se termine point ainsi, et se prolonge de manière à simuler ou à devenir ce qu'on appelle généralement une *gastro-céphalite*; au fort même de l'appareil inflammatoire, quand la céphalalgie approche du délire ou a déjà atteint ce dégré, je fais prendre seize ou vingt grains de sulfate de quinine dans trois onces d'eau, et de huit en huit heures répéter cette dose, jusqu'à la chute complète de la fièvre; mais en aucune circonstance je ne crois utile, et toujours je considère comme nuisible le recours aux évacuations sanguines générales et locales, que sembleraient devoir indiquer les phénomènes apparents de congestion, et dont l'emploi est dans ces circonstances une des habitudes malheureusement les plus constantes de la pratique médicale d'Afrique; si comme à Bone, dans d'autres localités, des événements funestes, l'exacerbation immédiate des phénomènes morbides ne viennent pas hautement témoigner de la nocuité de cette méthode par la raison que les maladies y sont moins violentes et y ont une marche moins rapide, il en résulte dans tous les cas un affaiblissement réel qui, peu saillant d'abord, et prolongeant seulement la convalescence, est la source de nombreuses récidives et de ces épanchements séreux, qui plus tôt ou plus tard deviennent mortels.

Quelle que soit la marche de l'accès, qu'il soit de courte durée, ou que, se prolongeant pendant deux ou trois jours, il revête la forme à laquelle on a donné le nom de gastrocéphalite, traité comme je viens de l'indiquer, on le verra finir heureusement; quand alors le pouls n'offrira plus que l'agitation et les dernières vibrations que laissent à leur suite tous les troubles circulatoires, il faut procéder à rendre le calme durable et à empêcher le retour d'un nouvel accès.

On doit immédiatement alors ordonner une potion vomitive, composée de 1 grain d'émétique et de 20 grains d'ipécacuanha dans trois onces d'eau; le malade en prend de suite les deux tiers, et si au bout de cinq ou six minutes, il n'y a pas eu d'effet produit, il l'obtient au moyen de ce qui reste; aussitôt que le dernier vomissement aura eu lieu, on fait prendre en une ou en deux fois une solution de 16 ou 20 grains de sulfate de quinine, à laquelle on aura ajouté une once d'eau distillée de canelle ou de mélisse. Quelques malades préfèrent prendre le médicament en pilules; mais alors il faut veiller à ce qu'elles aient été récemment préparées; car anciennes et durcies, elles n'ont qu'une action fort lente, et passent quelquefois sans avoir été dissoutes.

Une nouvelle dose de sulfate de quinine devra être administrée six ou huit heures avant celle présumée du retour de l'accès; quand le médicament doit être pris sous forme pilulaire, il faut compter sur une absorption moins prompte, et devancer de deux ou trois heures le moment où il aurait été convenable de le donner en solution.

Quant aux lavements fébrifuges, auxquels on ne doit avoir recours que quand le sel ne peut être ingéré sous les autres formes, peu de malades parviennent à les garder; le médicament semble irriter la muqueuse du rectum, et amener des contractions involontaires; mais ceux qui ont pu conserver l'injection dix minutes ne la rendent plus qu'au bout d'un fort long-temps; quelquefois elle ne reparaît plus, et alors on obtient d'excellents résultats; il sera donc convenable, afin que le sulfate de quinine puisse plus long-temps être gardé, de l'étendre dans une solution gommeuse assez épaisse et opiacée à un demi grain ou un grain.

Chez les enfants, après avoir laissé quelques heures sur le ventre un cataplasme émollient, ou même sans cette précaution, on peut faire faire sur la région abdominale des frictions avec une pommade composée d'axonge et de sulfate de quinine; cette pommade est fort souvent mise en usage dans les hôpitaux d'Alger.

Si j'ai indiqué ces divers moyens de faire prendre

le sel fébrifuge, ce n'est pas parce que je suppose qu'il y ait dans les maladies d'Afrique, une seule forme où l'état de l'estomac n'en permette pas l'ingestion par la bouehe; car c'est précisément dans tous les cas où, selon tous les auteurs, l'état de la langue devrait interdire l'ingestion par la bouche, que ce mode d'introduction est le plus indiqué, mais parce que chez les femmes et chez les enfants, on serait souvent obligé de vaincre une très grande répugance à le prendre de cette manière.

Si la fièvre est compliquée de diarrhée ou de dysenterie, il n'y a aucune autre modification à apporter au traitement que la suivante : administrer le sulfate de quinine, si cela est possible, sous forme pilulaire, avec addition d'un ou de deux grains d'opium, et substituer au tartre stibié l'ipécacuanha, à la dose de 25 à 30 grains ; le succès ne se fait pas attendre; l'accès de fièvre et la diarrhée sont supprimés du même coup.

Si, et cela arrive quelquefois, la fièvre ou la gastro-céphalite ayant disparu, on voyait persister une céphalalgie plus ou moins intense, il faudrait bien se garder d'appliquer, comme je le faisais dans les premiers temps, des sangsues, ou de faire même une petite saignée du bras; on ferait se prolonger davantage ou s'accroître cette douleur qui cède ordinairement d'elle même, ou ne résiste pas à l'administration d'une nouvelle dose de sulfate de quinine.

Les discussions qui se sont élevées sur la nécessité, ou l'inutilité de continuer pendant un temps donné le fébrifuge, après que les accès ont été supprimés, résultent sans doute de ce que la plupart des écrivains et des praticiens pensent qu'on peut indifféremment employer, soit le sulfate de quinine, soit l'écorce de quinquina. Je puis affirmer qu'il y a entre ces deux substances une différence d'action très marquée et fort importante.

J'ai remarqué que l'usage prolongé du sulfate de quinine, loin de prévenir les récidives et de fortifier le convalescent, avait pour résultat de le fatiguer, d'occasionner des sueurs fréquentes et abondantes, et d'entraver le rétablissement.

Le quinquina au contraire, beaucoup moins puissant et moins infaillible quand il s'agit de suspendre un accès, ou de combattre la forme gastro-céphalique, peut et doit être prodigué pour la convalescence, qu'il rend durable, et dans laquelle il agit véritablement comme tonique.

Il résulte de ces considérations, que je ne prolonge jamais l'usage du sel de quinine après la suppression des mouvements fébriles; et que c'est au moment où je cesse de le donner que je commence à administrer le quinquina en décoction, et le plus souvent en préparation vineuse.

Aussitôt que le mouvement fébrile a été arrêté, sûr qu'un second accès ne surviendra pas, et rien effectivement n'est plus rare dans nos salles qu'un second accès pendant le séjour qu'y fait le malade, je commence à l'alimenter; le quatrième jour qui suit l'entrée, il a ordinairement le quart de la portion, de la viande et du vin; et depuis ce jour jusqu'à la fin du traitement tous les matins quatre onces de vin amer. Le huitième ou le dixième jour, terme moyen, la guérison et la convalescence terminées, il sort et rentre au corps.

Dans la pratique civile il en est autrement : quelquefois le troisième jour après la prescription du régime tonique, je perds de vue le malade, et rarement la convalescence se prolonge au-delà du septième ou huitième jour ; quand surtout j'ai affaire à des hommes jeunes et vigoureux, en quatre ou cinq jours tout est fini, et ils ont repris leurs occupations et leurs habitudes, comme s'ils n'avaient jamais été souffrants.

Beaucoup de personnes n'ont qu'avec bien de la peine cru à la réalité de semblables résultats, et je comprends parfaitement cette incrédulité. Rien n'égala l'étonnement du général comte de Damrémont quand, parcourant l'hôpital de Bone accompagné de son état-major, au mois d'août 1837, époque à laquelle nous n'étions pas encore encombrés, et arrivant dans mon service, il vit presque tous les malades debout près de leur lit; en voyant l'air de vigueur et le coloris de la santé sur la figure de ces hommes : « Ce n'est point là un hôpital, c'est une caserne, « s'écria-t-il; depuis combien de temps ces soldats « sont-ils dans l'établissement? » et quand j'eus répondu que les plus anciens avaient dix ou douze jours, les plus nouveaux quatre ou cinq jours d'entrée, il s'extasia sur de semblables résultats, me demanda par quels moyens je les obtenais, et si j'avais communiqué mes observations à mes confrères d'Alger, où les choses n'étaient pas encore à ce point; ma réponse fut que l'étude des faits m'avait amené à adopter ce mode de traitement; que, chargé, depuis cinq années sans interruption, de visiter journellement un nombre de malades dont le chiffre avait le plus souvent dépassé 300, il me restait peu de temps pour écrire quand j'avais fini mon service hospitalier et vu mes malades de la ville.

Quelque temps après le départ du gouverneur pour Mzezamar, on évacua des camps sur la ville un très-grand nombre de malades; les hôpitaux se remplirent; huit ou dix officiers de santé furent envoyés de divers points de la France pour concourir au traitement; et ce ne fut plus une médication, mais dix médications différentes qui furent successivement appliquées aux mêmes sujets. Dans l'espace de trois ou quatre semaines, on me fit prendre et laisser trois ou quatre hôpitaux; et mon service, auquel je retournai ensuite, avait, dans l'espace de 25 jours, changé quatre fois de médecin. Quand alors le médecin en chef de l'armée fut envoyé à Bone, il était difficile qu'au milieu de cette inextricable confusion et des tristes conséquences qui en furent la suite, il se fît une idée quelque peu exacte d'une médication et de ses effets. Cependant il put apprendre par un des médecins nouvellement arrivés, M. Boudin, que, parmi les 300 malades entrés dans mon service douze jours auparavant, et que j'avais dû évacuer sur le sien, 100 étaient parfaitement rétablis et avaient pu immédiatement sortir, et que les 200 autres étaient dans les meilleures conditions. Il me sera donc impossible d'invoquer à l'appui de ma méthode de traitement, une série de chiffres qui ne prouveraient rien et ce sera dans ma pratique du dehors, composée des habitants de la ville et de la plupart des officiers, que je chercherai mes preuves

Traitées ainsi que je viens de l'indiquer, les fièvres intermittentes, soit simples ou compliquées de diarrhée et de dysenterie, soit converties par le prolongement de l'accès de chaud en l'affection qu'on a nommée gastrocéphalite, cèdent avec une merveilleuse promptitude, ne sont presque jamais suivies de récidives, et ne passent jamais aux formes pernicieuses, du traitement desquelles il me reste maintenant à m'occuper.

A l'homme apporté dans l'état comateux ou délirant on doit immédiatement administrer le sulfate de quinine, en même temps et par le haut et par le bas, par chacune de ces voies, à la dose de 30 ou 40 grains; on applique simultanément des sinapismes et des vésicatoires aux membres inférieurs; si le coma ou le délire (et l'accès délirant est infiniment plus rare que l'accès soporeux) sont arrivés à un très-haut degré, on doit couvrir la tête de ventouses scarifiées, sur lesquelles en dernier lieu on place un large vésicatoire. En aucune circonstance, on ne doit ouvrir la veine ou recourir aux sangsues. Je me rappelle trop bien avec quelle promptitude, et combien, au moment de la plus grande sécurité, les malades succombaient au coma dans les services où, en 1834, on s'obstinait à employer la médication antiphlogistique pure. Le matin tout y était en bon ordre; pas un malade ne donnait lieu à un pronostic fâcheux, et le soir, un ou deux hommes étaient morts. D'ailleurs, lisez dans le livre de M. Maillot, page 91; il parle d'un homme robuste atteint pour la première fois de fièvre intermittente, et qui est à son quatrième accès, qui a été plus long que les autres. « Tout porte à croire néanmoins que « cette réaction circulatoire va tomber rapidement « sous l'influence d'une large saignée (20 onces, 40 « sangsues à l'épig.); il n'en est rien cependant; et, « malgré l'emploi de cette médication si bien indiquée, « il survient un accès délirant qui, contre toute prévi- « sion, emporte le malade. » Chez les femmes et les enfants, les accidents encéphaliques doivent inspirer moins d'alarmes, et nécessitent des soins moins urgents. Il n'est pas rare, au premier ou au deuxième accès, de voir survenir chez eux un peu d'incohérence dans les idées, de confusion dans les paroles; mais cet état disparaît aussi facilement qu'il est venu. Dans les affections fébriles continues, les bégaiements, l'impossibilité de prononcer certains mots, et surtout celle d'achever ceux qui sont commencés, sont des signes de mauvais augure, et font prévoir un accès comateux grave.

Quand l'accès est dissipé, on doit, pendant un ou deux jours, donner, chaque matin, une potion de 20 grains, et ne jamais placer le vomitif, qui est urgent pour amener une prompte convalescence, qu'entre deux de ces potions.

Je crois utile d'ajouter une preuve à celles que j'ai déjà données de la possibilité et de l'avantage qu'il y a à exclure les saignées, soit locales, soit générales, du traitement des fièvres comateuses. M. le docteur Boudin, mon confrère et mon ami, ma raconté qu'à Mzezamar, peu de jours après son arrivée, il fut appelé pour un soldat qu'il trouva plongé dans un profond coma; il ne jugea pas à propos de faire une saignée, et, les sangsues lui manquant, il se vit forcé de se borner à l'emploi du sulfate de quinine à dose assez élevée ; l'accès se dissipa avec une promptitude qui l'étonna, et, depuis ce moment, il renonça aux évacuations sanguines pour des cas semblables.

D'ailleurs, il est des cas moins rares qu'on ne croirait, où, quand la gravité du coma est dissipée, il reste une somnolence, une tendance à l'assoupissement, qui cède à la voix du médecin, pour revenir aussitôt que le malade est abandonné à lui-même, et dont on ne vient parfaitement à bout que quand l'émétique a agi; c'est un effet que ce médicament fait alors obtenir très vite; quant aux congestions cérébrales, qu'on dit résulter de l'action du tartre stibié, j'avoue que je n'en ai pas encore rencontré un exemple dans une pratique de 8 à 10,000 malades.

Quant à l'accès qu'on appelle algide, il est extrêmement rare; dès 1833, quand les malades attendaient quinze jours, quelquefois près d'un mois pour obtenir une place à l'hôpital, j'en ai vu plusieurs; mais ils ressemblaient au choléra asiatique à s'y méprendre : rien n'y manquait, ni les crampes, ni la cyanose, le tout accompagné de déjections séreuses; si l'on se donne la peine de consulter les auteurs, on verra qu'eux-mêmes confondent volontiers l'accès cholérique et l'accès algide; et, d'ailleurs, tous s'accordent à considérer ces accès comme la prolongation du stade de froid. — Il y a bien un autre accès algide, que nous avons pu observer en 1833 et en 1834, « qui survient, comme le dit fort bien M. Maillot, « au milieu même de la réaction de la gastro-céphalite; aussi, dit-il, avant d'être familiarisé avec

« l'observation d'accidents de cette nature, on prend « souvent pour une très grande amélioration, due « aux déplétions sanguines, le calme qui succède « aux accidents inflammatoires, et plusieurs fois, « dans de semblables circonstances, on n'a été dé-« trompé que par la mort soudaine du malade. » — Et plus loin, page 35. « Le made expire en conser-« vant toutes ses facultés intellectuelles; il s'éteint « comme par un arrêt de l'innervation. »

Depuis l'année 1835, je n'ai plus vu de ces accès, et en réfléchissant sur cette circonstance qui me semble bien extraordinaire, puisque j'ai été à même cependant d'observer depuis les formes les plus graves de la maladie d'Afrique, entr'autres, celles du typhus ictérode, je suis amené à penser que ces prétendus accès algides étaient le résultat du traitement; je crois même qu'il n'en peut être autrement. Un homme arrive avec une gastro-céphalite; on lui fait une saignée de 20 à 25 onces; on applique 50 sangsues à l'épigastre; chez l'un, cette déplétion énorme aura pour résultat de déterminer le délire ou le coma, ou la forme typhoïde; mais il est quelques individus qui n'ont que tout juste la vigueur nécessaire pour les strictes besoins de la réaction; on ôte à la vie ses dernières armes; elle succombe sans résister, le pouls s'éteint, la peau se glace; rien de plus simple à concevoir. — Parmi les observations citées comme des exemples de cette espèce d'accès algide, il n'en est pas une dans laquelle ce processus ne soit écrit pour ainsi dire en toutes lettres.

Aussi, depuis 1835, je n'ai pas vu, des nombreux cas qui se sont présentés à mon observation, un seul passer à l'état algide, et si on en a apporté qui étaient établis, ils ont dû être bien rares puisque je n'ai pas gardé le souvenir d'un seul.

J'appuie sur cette épouvantable erreur que longtemps nous avons commise pour faire apprécier toute l'importance qu'il y a à tirer des faits en Afrique une indication précise.

En 1834 et dans la première moitié de l'année 1835, la fièvre typhoïde, soit qu'elle fût la terminaison d'une fièvre subcontinue, ou la transformation d'une fièvre d'accès, était presque toujours considérée comme funeste : « On doit d'autant plus « s'attacher à éviter le passage à l'état typhoïde que « les affections pseudo-continues, arrivées à ce point, « sont presque constamment mortelles ; indépen- « damment de cette fatale tendance, elles ont en- « core un caractère spécial : elles marchent avec une « rapidité beaucoup plus grande que les affections « typhoïdes qui reconnaissent une autre origine, etc. « (Maillot, 234.) Les fièvres intermittentes qui « passent à l'état typhoïde, sont presque constam- « ment mortelles. (*Id.* 345.) »

Voilà quel était le pronostic en 1835. Aujourd'hui les choses ont singulièrement changé de face : dire que dans le plus grand nombre des cas je ne redoute pas beaucoup plus ces fièvres qu'un accès ordinaire, c'est de nouveau m'exposer à trouver beaucoup d'incrédules ; et cependant j'en prends à témoin les officiers de santé de l'armée d'Afrique qui ont assisté à mes visites, cette assertion est la stricte vérité ; depuis que je ne me laisse plus effrayer par le subdélire qui complique à peu près constamment cette forme; que pour moi la langue gercée et noire, ou rouge, aride et comme parcheminée, les dents fuligineuses ne sont plus des signes de gastro-entérite, il est rare, fort rare, je le répète, qu'un semblable malade succombe. Il est des cas, il est vrai, où j'ai dû, pendant quatre, et une fois seulement pendant six jours, administrer le sulfate de quinine à la dose de 40 et même de 60 grains par jour avant d'obtenir la moindre modification dans l'état du malade; mais cette modification, pour se faire attendre, ne manque jamais; et on est long-temps avant de s'accoutumer à voir sans stupéfaction, combien le changement est immense, et combien subitement il s'établit.

Pour le plus grand nombre des cas, c'est en deux et au plus trois jours que le mieux est marqué; alors quand la langue est humide, et comme cela arrive presque toujours, enduite d'une couche muqueuse plus ou moins visqueuse, on fait prendre le vomitif, mais on a toujours soin avant et immédiatement après ce moyen, de donner une ou deux potions fébrifuges dans lesquelles la dose ne dépasse par 16 ou 20 grains.

Un jeune officier d'artillerie, le capitaine R....x, avait été par ses camarades ramené à Bone au mois de novembre 1837, revenant de Constantine dans un état pitoyable; on avait plusieurs fois voulu le laisser dans les camps intermédiaires; mais quoiqu'exténué, il voulait absolument revenir et être traité par moi; l'officier de santé du corps l'avait accompagné. Quand j'arrivai près de lui, je le trouvai délirant, et à la peine avec laquelle s'échappaient ses paroles, je devinai que la langue devait offrir l'aspect typhoïde; elle était effectivement recouverte d'une couche épaisse de matière jaune brunâtre ressemblant à de la colle, et adhérait à chaque mouvement aux parois de la bouche. L'émaciation était extrême; il y avait plusieurs selles diarrhéiques.

J'avais cru venir à une consultation; mais avant de délirer, le désir du malade ayant été que je prisse le traitement, je ne pus m'y refuser; 30 grains de sulfate de quinine et 1 grain d'opium dissous dans 5 onces d'eau à laquelle on ajouta 1 once d'eau de canelle furent pris, la moitié de suite, l'autre moitié à 9 heures du soir; de l'eau vineuse tiède et sucrée fut ordonnée comme boisson habituelle, et dès le lendemain, tout en continuant le sulfate de quinine, la langue s'étant humectée, je prescrivis un ou deux bons bouillons; le lendemain, entre les deux moitiés de la potion fébrifuge habituelle, on administra une potion vomitive, et de suite le malade passa à une alimentation plus substantielle et au vin de quinquina. Au bout de quatre ou cinq jours, il y avait commencement de convalescence; la faiblesse était aussi grande que l'émaciation; le quinzième jour, M. R.... put sortir avec une canne; et il y a trois mois j'ai eu le plaisir de me trouver avec lui au spectacle à Alger; il était frais, avait un fort bel embonpoint et menait la vie avec toute la gaîté d'un homme qui n'aurait jamais été malade.

Il est une forme de fièvre typhoïde plus redoutable peut-être que celle dont je viens de parler; c'est celle où la langue reste à l'état naturel ou est seulement pâle et muqueuse, sans jamais se sécher ni rougir ; où la température de la peau ne s'élève pas et reste plutôt au-dessous de l'état normal ; dans ces cas, le pouls est petit, fréquent ; on ne peut remarquer que de l'affaissement, de la faiblesse, mais on ne peut rapporter la cause à aucune lésion apparente ; quelquefois seulement, il y a un tremblement constant des mains ou de la mâchoire inférieure, ou on est frappé d'un strabisme qui s'établit tout à coup ; j'ai vu un de ces cas où le parallélisme de la face s'était détruit subitement ; le malade avait, comme on dit, un double visage. De tous ces malades qui se sont offerts à moi, particulièrement en novembre 1837, je n'ai pas perdu un seul ; mais le rétablissement ne s'obtenait pas aussi promptement que dans la forme indiquée plus haut ; le sulfate de quinine devait être puissamment secondé par l'usage du vin pur et du vin de quinquina, ainsi que par l'alimentation ; c'était alors l'infusion de quinquina qui était la boisson habituelle.

Je crois devoir citer ici un exemple qui pourra donner une idée et de la génération et du traitement de ces fièvres.

Un de mes amis et confrères, M. Heitz, aide-major au même hôpital que moi, était depuis longtemps tourmenté d'accès de fièvre qui, après avoir disparu, ne tardaient pas à revenir ; après avoir en vain pris d'énormes doses de sulfate de quinine, il vit la fièvre devenir continue, et malgré, je ne sais si c'est une ou deux saignées, son état s'aggrava tellement qu'il dut prendre et garder le lit. Je fus appelé près de lui, et je le trouvai fort amaigri et abattu ; le pouls était très faible et fréquent, il y avait résolution complète des membres; la face était colorée, les yeux assez rouges ; la langue large, plate, était couverte de mucosités d'une blancheur remarquable qui ressemblaient à une mousse de savon épaisse; la tête ordinairement libre se perdait à de rares instants pour se retrouver aussitôt ; c'était au milieu d'une phrase dont le sens était fort clair que survenait un mot incohérent; la nuit, le délire se marquait davantage, et deux ou trois fois le malade voulut se lever et s'enfuir. Le sulfate de quinine avant et après un vomitif, et le vin de Bordeaux administré par cuillerées toutes les heures, quelques soupes aussitôt que le malade en exprima le désir, mirent fin au danger le huitième jour. Au début de la maladie, un de nos collègues et amis communs avait insisté pour que j'appliquasse des sangsues à l'épigastre, ou au moins que, ne voulant pas me résoudre à cette application, je prisse l'avis de nos confrères ; mais en me faisant appeler, M. Heitz m'avait prié de lui donner seul des soins ; quelque graves que fussent les circonstances et la responsabilité, je n'hésitai point à persévérer, sûr que j'étais d'avoir embrassé la seule chance de salut qui restât.

Le quinzième jour de la maladie, le malade put sortir ; il fit ensuite un court voyage en France, et revint au mois de septembre, à partir duquel il fut chargé d'un des services les plus pénibles ; pendant trois ou quatre mois il resta sous la tente, chargé d'une quantité considérable de blessés et de cholériques, et sa santé n'a pas failli, quoiqu'outre ces fatigues, il ait eu, comme beaucoup d'autres, le chagrin de voir rester sans récompense quatre années de pénibles services en Afrique. C'est principalement dans ces fièvres que, d'après les Allemands, on pourrait appeler nerveuses, que les crises se font le plus souvent sous forme de pustules et de phlegmons. J'ai vu un ou deux cas où la convalescence établie, le malade était pris périodiquement et, pour ainsi dire, à heure fixe, d'un crachotement, d'une espèce de salivation qui disparaissait par l'emploi du fébrifuge.

Quelques observations de fièvres pétéchiales fort graves et portées jusqu'à la forme du typhus ictérode que j'ajouterai à la fin de mon travail, me dispensent d'en parler maintenant; il suffira de dire que le traitement tonique le plus énergique, le sulfate de quinine à haute dose, le vin et le musc doivent être employés sans relâche dans le traitement de cette affreuse maladie.

J'ai indiqué ailleurs quelles modifications la complication de diarrhée ou de dysenterie devait faire apporter à la thérapeutique des fièvres; mais, dans la saison d'été, quand la température est très élevée, on voit survenir des dysenteries, qui pendant long-temps ont été mortelles en peu de jours, et à l'époque de l'automne les dysenteries et les diarrhées sont presque l'unique maladie qui reste à traiter, surtout quand ce sont les déplétions sanguines qui ont été employées pour combattre, chez les mêmes sujets, la gastrocéphalite qui a commencé à ébranler leur santé.

Quoi qu'on en dise, il est très rare que ces affections soient complétement apyrétiques; en les observant avec soin, on découvre que quelquefois pendant le jour, mais le plus souvent pendant la nuit, il survient des mouvements fébriles; tantôt c'est de la chaleur et de l'agitation avec insomnie, tantôt simplement de la sueur, quelquefois un peu de soif et de sécheresse de la langue qui durent une heure et disparaissent; dans tous ces cas, ce serait être fort mal inspiré que de compter sur l'opium ou les mucilages; les antiphlogistiques seraient mortels; quelques pilules de sulfate de quinine depuis 12 jusqu'à 24 grains avec addition de 2 grains d'opium ont bientôt amendé la maladie; 25 ou 30 grains d'ipécacuanha, en provoquant quelques vomissements, achèvent la guérison.

Quand la diarrhée et la dysenterie sont anciennes et apyrétiques, ou que, en outre de la cause miasmatique, je suppose qu'une alimentation vicieuse a pu en être l'origine, je prescris ordinairement des pilules composées de 8 grains d'ipécacuanha pour 15 grains de sel de quinine, et je recommande l'usage des viandes rôties et du vin chaud aromatisé; bien peu de flux abdominaux résistent à ce traitement; j'ai pu, surtout au retour du corps expéditionnaire de Constantine, en novembre 1837, me convaincre de l'efficacité de ce mode de traitement; on sait combien d'officiers de tout grade ont succombé pendant le séjour à Constantine, et en en revenant, aux affections abdominales. Celle de ces maladies qui a fait le plus de victimes était un flux séreux, indolore, qui épuisait par des évacuations très abondantes. Ma maison ne désemplissait pas d'officiers qui venaient me demander des soins; en deux ou trois jours la maladie était arrêtée; chez quelques-uns d'entre eux, et surtout chez deux officiers étrangers, au service de

Prusse, elle le fut avec une promptitude dont ils me témoignèrent un vif étonnement.

Ce fut de cette manière seulement que je parvins à mettre en voie de guérison un de nos jeunes sous-aides, M. Theullier, très fortement constitué, et que cette affection avait réduit et exténué d'une manière effrayante. Une circonstance très fâcheuse augmentait alors les inquiétudes qu'on devait concevoir ; le choléra, sans être intense, manifestait sa présence par des morts inattendues. M. le docteur H..., un de nos meilleurs et plus habiles chirurgiens, ne parvint que par l'usage du vin, à se débarrasser d'une diarrhée qui l'entravait cruellement dans son pénible service devant Constantine : si tous ceux qui ont été atteints de cette affection avaient été traités sous l'influence de semblables inspirations, peut-être aurions-nous eu moins de pertes à déplorer.

Au commencement ou au déclin des épidémies, on voit beaucoup d'individus qui vont dépérissant, dont le caractère devient inégal, que le moindre mouvement fatigue ; et si on leur demande de quoi ils souffrent, ils ne savent que répondre, sinon qu'ils se sentent mal à l'aise, ennuyés, qu'ils mangent sans appétit; avec le temps, la langue blanchit et se charge, la peau pâlit, ou il survient un peu d'ictère; les jambes s'infiltrent d'abord aux malléoles, seulement le soir, puis dans une plus grande étendue et d'une manière durable, et enfin sans avoir jamais rien ressenti de marqué, ces individus prennent la même fin que ceux qui ont éprouvé de nombreuses rechutes de fièvre intermittente, c'est-à-dire qu'ils meurent dysentériques ou infiltrés.

Tous ces malades ont eu des accès de fièvre fort nombreux; mais ni eux, ni le médecin souvent ne les ont soupçonnés, et je n'hésite pas à dire que de toutes les formes de la maladie d'Afrique, il n'en est pas une qui fasse plus de victimes que celle-là ; les malades arrivent immanquablement, mais par une pente insensible à la cachexie, à moins qu'on ne parvienne à découvrir cette fébricule qui n'est indiquée dans aucun livre, et dont jamais le malade ne s'aperçoit que quand, par de nombreuses questions, on est parvenu à tirer de lui la vérité. Ces nuances de chaleur, de sueur, de sécheresse de la bouche, que j'ai indiquées comme devant être recherchées avec soin dans les affections diarrhéiques, sont encore ici le seul guide du médecin; il faut qu'un sentiment d'inquiétude, de fatigue douloureuse dans la région lombaire ou des jambes, une transpiration passagère, survenue pendant le sommeil ou à l'heure du lever, le mettent sur la trace de cette dangereuse affection.

Je citerai deux faits parmi les cas extrêmement nombreux que j'ai pu voir.

Le directeur de l'hôpital de Bone se plaignit un jour devant moi de fatigue, d'ennui, d'inappétence et d'un malaise général, sans qu'il sût à quoi l'attribuer; cela durait depuis plusieurs jours, et il se sentait extrêmement faible; après quelques questions, convaincu qu'un accès inaperçu lui survenait la nuit, je lui fis prendre 10 grains de sulfate de quinine à trois heures du soir; le lendemain il y avait du mieux; ce jour-là un vomitif fut suivi de la même dose du fébrifuge, et depuis ce moment, la santé et le bien-être revinrent et ne furent plus troublés.

Je fus appelé chez un lieutenant du train des équipages, qui, souffrant aussi, ne pouvait ni me définir son mal, ni le rapporter à aucun point du corps; il était jaune, la langue était extrêmement chargée; il accusait une indicible faiblesse et de légères sueurs la nuit; il était déjà midi, je n'osai prescrire le vomitif ce jour-là; je me bornai à faire prendre une potion de sulfate de quinine de 16 grains, et le lendemain à sept heures du matin, 2 grains de tartre stibié amenèrent une abondante évacuation que je fis immédiatement suivre d'une nouvelle potion. Cinq jours après, je reçus la visite de cet officier qui avait fort bonne figure, et depuis il s'est bien porté.

J'ai parlé dans mes notes sur l'épidémie de 1834, de douleurs de ventre très violentes, que j'avais été à même de voir chez beaucoup de malades entrés à l'hôpital pour des fièvres d'accès simples; une constipation opiniâtre caractérisait ces affections; la douleur diminuait plutôt qu'elle n'augmentait à la pression; la langue était nette, il n'y avait pas de mouvement fébrile; chez le plus petit nombre des sujets on remarquait que ces tortures, diminuant ou disparaissant, se remontraient à certaines heures et particulièrement le soir; long-temps j'ai vu essayer les purgatifs, même les plus énergiques, entr'autres le croton tiglion, sans obtenir de selles; l'opium n'avait pas plus de succès, et la maladie résistait quelquefois pendant huit ou dix jours, sans néanmoins amener jamais la mort; le sulfate de quinine uni à l'opium m'a paru seul utile en cette circonstance. J'ajouterai une observation de cette nature que j'eus l'occasion de faire au mois d'octobre 1837. Un pharmacien, aide-major, de 40 à 45 ans, fut saisi, sans cause connue, d'horribles coliques avec constipation, pour lesquelles deux ou trois médecins le virent avec assiduité; on lui fit successivement prendre des lavements, des purgatifs, des opiacés, mais inutilement. J'allai le voir dans la journée, et le trouvai très souffrant; j'insistai sur l'opium; mais le soir il me fit appeler de nouveau, me déclarant que la douleur qu'il éprouvait était trop cruelle, et que si on ne parvenait à l'en débarrasser, il se tuerait, ne pouvant la supporter la nuit entière; deux potions de sulfate de quinine à vingt grains, avec deux grains d'opium, furent administrées, et le lendemain matin sa douleur avait cédé; elle ne reparut plus.

Quant aux hydropisies, soit des membres, soit péritonéales, quand la langue était nette et qu'il n'y avait aucune complication, je faisais, une ou deux fois, prendre la potion purgative du formulaire, et le nitrate de potasse bientôt après; je portais le diurétique depuis un demi gros jusqu'à deux gros dans la journée; presque toujours avant et après l'administration du purgatif, je faisais prendre vingt grains de sel de quinine; pendant le traitement, je nourrissais le malade et je lui donnais du vin.

Quand les infiltrations étaient compliquées de diarrhée, je commençais le traitement par l'administration de vingt à trente grains d'ipécacuanha si le sujet était vigoureux; dans le cas contraire, je faisais prendre d'heure en heure, et par cuillerées, une décoction de trente grains d'ipécacuanha dans quatre onces d'eau, à laquelle je faisais ajouter deux ou trois grains d'extrait gommeux d'opium.

A ce que j'ai exposé se résument le tableau et le traitement des formes diverses que revêt la maladie en Afrique. C'est en agissant ainsi que j'ai pu me préservez des revers et compter des succès nombreux. Cinq années d'observation patiente et silencieuse me défendront assez, je pense, et feront comprendre à ceux qui pourraient voir dans mon travail le désir de la louange pour moi, et celui de la critique pour les autres, que je n'ai cédé qu'à une pensée en le publiant, celle de contribuer à diminuer les pertes que notre malheureuse armée fait journellement en Afrique. Je me serais contenté de continuer, à une partie de l'armée, mes obscurs mais utiles services; je me serais borné encore long-temps à profiter, pour faire quelque bien, de cette confiance sans limite, je puis dire de cette foi qui m'est acquise près de la population civile et de l'armée dans la province de Constantine, si le chiffre effrayant de la mortalité, en Afrique, ne m'avait imposé le devoir d'exposer les résultats que m'ont donnés mes recherches sur l'histoire des causes et le traitement des maladies d'Afrique.

Déjà, à la fin de l'année 1835, j'avais pu constater les avantages du mode de traitement que je propose; parmi les premiers sujets auxquels j'eus l'occasion d'en faire l'application, se trouva M. L...., employé du Trésor; la maladie débuta chez lui avec une soudaineté et une violence remarquables, par des vomissements et une céphalalgie cruelle; un émétique et quelques grains de sulfate de quinine l'eurent bientôt remis; le quatrième jour je le rencontrai faisant une promenade à cheval; pour l'effrayer sur son imprudence, je lui prédis une rechute qu'il attend encore, depuis trois années pendant lesquelles il n'a pas quitté Bone.

Vers la même époque, deux dames, épouses, l'une d'un colon, l'autre d'un capitaine d'état-major, qui toutes deux, depuis dix-huit mois, n'avaient pu passer vingt jours sans avoir la fièvre, me firent prier de leur donner des soins. L'une d'elles, Mme d'A..., avait tant pris de sulfate de quinine, qu'elle en buvait la solution comme de l'eau; au bout de dix ou douze jours ces dames furent guéries, et ni l'une ni l'autre n'ont depuis éprouvé la moindre atteinte, quoiqu'elles soient restées à Bone où elles sont encore en ce moment.

M. de B..., payeur principal à Bone, avait dans le 59e régiment un ami d'enfance auquel il prenait un intérêt très vif, et lui avait recommandé, s'il éprouvait quelque indisposition, de l'en prévenir; le jeune homme oublia la recommandation et entra à l'hôpital dans une salle qui ne dépendait pas de mon service. Au bout d'un mois de maladie, il était exténué, mourant. M. de B., au désespoir, me demanda un conseil, et je lui donnai celui de prendre chez lui son ami, m'engageant à l'y voir. Le jour même où on transporta le malade, il eut un accès comateux aussitôt qu'il eut été déposé au lit; en arrivant, je fis donner de suite le sulfate de quinine, le lendemain un vomitif, puis encore une ou deux potions; l'appétit revint, je recommandai qu'on ne l'empêchât pas de le satisfaire, et au bout d'un mois, M. H... avait repris de la force; les couleurs étaient encore un peu pâles, mais elles ne tardèrent pas à revenir entièrement, et aujourd'hui il sert activement dans le régiment de Spahis, et son service n'a pas été interrompu.

Mme T..., épouse d'un haut fonctionnaire, était souffrante depuis son arrivée à Bone, et dépérissait à vue d'œil sans cependant être alitée. Elle avait déjà été traitée, mais avec peu de succès par un médecin fort instruit; elle s'adressa à moi, et après l'avoir fait consentir à prendre un peu d'émétique et de quinine, je fus assez heureux pour mettre fin à son indisposition; depuis ce moment, elle a joui d'une santé plus brillante qu'avant sa maladie.

Nous étions à 4 ou 5 jours du départ pour Constantine, au mois de novembre 1836, quand, presqu'en même temps, je fus appelé pour voir deux officiers d'artillerie, M. le sous-intendant E..., et deux personnes de la maison de M. l'intendant en chef, Melcion d'Arc; tout ce monde devait faire la campagne qui allait s'ouvrir.

M. E... était chargé du service de l'expédition; les deux capitaines se désespéraient à la pensée de ne point partir, et M. l'intendant ne pouvait se passer de ses domestiques; je promis que tous ces malades, non seulement seraient guéris, mais en état de partir au bout de 5 ou 6 jours, et tous firent la campagne. On sait tout ce que nous eûmes à souffrir dès le commencement de la marche jusqu'au jour de la rentrée à Bone; pas un de mes convalescents n'eut de récidive, tous se portent encore parfaitement, et les deux capitaines sont encore cette dernière fois allés à Constantine.

Quand l'armée dont j'étais le médecin en chef et l'état-major furent arrivés (1836) au camp Dréan, je fus envoyé à Guelma pour m'assurer de l'état de la santé dans le corps d'avant-garde que commandait M. le général de Rigny. Je désignai en sa présence 270 hommes plus ou moins gravement malades qu'on dèvait laisser à Guelma dans un local découvert, où on les mit tant bien que mal à l'abri de la pluie et de la neige, au moyen des peaux de bœufs qu'on tuait pour le service alimentaire de l'armée. Sur quatre livres de sulfate de quinine qui formaient tout l'approvisionnement de la province de Bone, où les hôpitaux renfermaient 700 hommes, j'en avais avec peine pu obtenir deux livres pour subvenir aux besoins de la campagne entière. Je laissai, pour donner des soins à l'hôpital que j'établis à Guelma, un sous-aide, jeune docteur fort instruit; je lui remis en partant du tartre stibié, de l'ipécacuanha, et un peu de sel de quinine, lui recommandant avec instance de ne recourir dans aucun cas aux déplétions sanguines. Mes conseils furent écoutés, et quand nous repassâmes à Guelma, la plus grande partie des malades rentra dans les rangs, et nous n'avions qu'une mortalité d'un homme sur vingt, mortalité bien faible, si on veut bien avoir égard aux circonstances où s'étaient trouvés ces hommes.

Pendant toute la marche, je réussis à prévenir beaucoup de fièvres en donnant le sulfate de quinine, dès les premiers signes de malaise, à beaucoup de soldats, et je puis dire, sans crainte d'être contredit, que je ne perdis de maladie que bien peu d'entre eux. Parmi les malades graves que j'eus à traiter, je noterai M. B..., membre de la chambre des députés, qui, déjà malade, et n'ayant voulu rien faire avant le départ de Bone, fut pris trois jours après de nausées, de vomissements, et atteint de fièvre typhoïde. Au moyen de quelques prises de sulfate de quinine, dissous dans l'eau du premier ruisseau qu'on rencontra, je parvins à arrêter la maladie, et je n'y fus pas peu aidé par l'incroyable énergie morale du malade.

Pendant l'été de 1837, on vint me prier d'aller jusqu'au jardin du commandant Iousouf, qui est situé au bord de la rivière de la Seybouse, et dans une exposition extrêmement insalubre. Le jardinier en chef, les trois enfants et un ou deux ouvriers venaient d'être pris de gastro-céphalite; le traitement ordinaire ne faillit pas plus ici que dans les autres cas, et quoique la localité fût très malsaine, je n'eus besoin que de faire deux visites après lesquelles tout le monde se remit au travail sans avoir depuis éprouvé aucun malaise.

Presque toutes les troupes étaient parties pour habiter les différents camps un mois au moins avant le moment fixé pour le départ de l'armée (1837). Mais ce séjour coûta bien des santés et des existences; beaucoup d'officiers nous revinrent très grièvement malades, entr'autres, M. le colonel L..., M. Ph..., lieutenant, et M. B..., officier d'ordonnance du général B....

Le premier était atteint d'une fièvre grave avec ictère et aphonie; il était fatigué par des vomissements qui ne l'avaient pas quitté pendant presque toute la route, et dans un état d'inquiétante faiblesse.

M. Ph., près duquel j'avais été mandé à 9 heures du soir, était dans un accès pernicieux; on m'apprit qu'il était malade depuis plusieurs jours, que l'accès avait débuté le matin, et que son médecin avait laissé pour le lendemain une prescription qu'il n'avait pas cru devoir faire prendre pendant l'accès; ce coma n'avait rien de bien effrayant, j'ordonnai une potion de 30 grains à prendre de suite, et je me retirai. Quelques jours après, cet officier vint me voir et me demander s'il pourrait aller à Constantine; je l'engageai à s'y préparer par un émétique et 2 ou 3 prises de sulfate de quinine, et à prendre du vin de Bordeaux un peu plus que d'habitude.

M. de B... était fort amaigri, sa poitrine était faible; de petits accès qui l'épuisaient survenaient tous les jours. Non seulement on ne pensait pas qu'il pût faire la campagne; mais le général craignait de le perdre. Ce jeune homme avait eu constamment la fièvre depuis plusieurs mois. Après 5 ou 6 jours de traitement, je lui permis d'aller passer huit jours à bord du brick de guerre de la station, et au retour il partit pour Constantine avec MM. L.... et Ph..... Personne ne se porta mieux qu'eux dans l'armée, et quand ceux qui étaient partis bien portants mouraient en route, ils en revinrent plus dispos et plus en santé qu'avant.

Quatre jours avant l'envoi à Mzezamar du dernier convoi destiné à l'armée, arriva à Bone M. B..., capitaine et chef du génie à Bougie, qui avait été appelé à prendre part à la campagne. A peine débarqué, il me fit prier de le voir; il avait eu quelques accès de fièvre, à Bougie, où on l'avait saigné et mis à une diète fort sévère. Ce pauvre officier était horriblement défait; à la fièvre qui avait empiré s'était ajoutée la diarrhée; il était dans un état vraiment pitoyable et me parlait du tort que lui causait cette maladie, qui peut-être allait le priver d'un avancement qui ne lui aurait pas manqué autrement. Grand fut son étonnement quand je lui prescrivis du vin, des côtelettes et du sulfate de quinine opiacé; le 3e jour, il y avait un mieux sensible; je le prévins qu'il pouvait partir sans crainte, et lui indiquai la conduite à suivre pour assurer sa convalescence.

Au mois de novembre suivant, je reçus la visite d'un chef de bataillon que je me rappelais bien avoir vu quelque part; c'était M. B..., qui avait été un des premiers à la brèche, avait obtenu l'avancement désiré, et venait me remercier de la part que j'y avais eue. Il n'était plus reconnaissable; un embonpoint et un air de santé magnifique avaient remplacé la pâleur livide avec laquelle il s'était présenté à moi pour la première fois.

Quoiqu'ayant cruellement souffert à la première expédition, et n'ayant à espérer ni avancement ni distinction, je m'offris à faire la seconde, ayant un pressentiment que nous y aurions beaucoup de malades, et espérant que ma longue habitude des affections du pays pourrait être utile à l'armée. Mon offre ne fut pas acceptée et je restai à Bone.

Pendant l'absence de l'armée, ou un peu avant, M. le général Bro arriva, et peu de jours après le débarquement, vit tomber malade son domestique de confiance. Cet homme fut remis à mes soins; je le visitai deux fois, après lesquelles la gastro-céphalite céda complètement. Jamais depuis ce moment il n'a été souffrant.

M.D.., capitaine de vaisseau, qui commandait la marine militaire à Bone au mois de novembre, fut subitement atteint d'une des formes les plus violentes de la gastro-céphalite. Il y avait dix ou douze bâtiments de guerre en rade, et des officiers de santé à bord; mais on me savait une habitude si grande, que mes conseils furent réclamés. En cinq jours le malade était guéri, le 8e jour la convalescence était terminée et la santé a été depuis plus florissante que jamais.

Il me serait difficile d'épuiser la série des faits que je pourrais apporter à l'appui d'une méthode de traitement, qui, pour la plus grande partie de l'armée d'Afrique et dans la province de Constantine est considérée comme infaillible.

Ces faits, que je viens de citer au hasard, auraient échappé à ma mémoire, comme cela est arrivé pour la plus grande partie des autres, que d'honorables et irrécusables témoignages ne me manqueraient pas. Le plus grand nombre des officiers qui ont passé ou séjourné dans la province de Constantine, les généraux qui y ont eu des commandements, ont parfaitement connaissance de ces résultats qu'un puissant motif, l'intérêt, le désir du salut de notre armée, pouvait seul m'engager à énumérer moi-même.

L'intensité moins prononcée, le caractère moins saillant des maladies sur les autres points de nos possessions, dus à la réunion dans ces localités, de conditions hygiéniques plus favorables, nous expliquent parfaitement la raison pour laquelle les praticiens d'Alger n'ont pas embrassé les mêmes vues pratiques que celles que j'ai fait connaître, et voient encore aujourd'hui dans les différents phénomènes pathologiques propres aux maladies d'Afrique, des irritations et des inflammations viscérales qui, pour les uns sont la cause, pour les autres sont des complications de la fièvre locale, mais que tous s'accordent à considérer comme devant être prévenues ou combattues.

Pour moi, je suis convaincu, après de longues recherches, que les fièvres intermittentes, rémittentes, continues ; que les diarrhées et les dysenteries ne sont que les variétés d'un seul et même état pathologique ; que cet état pathologique s'exprime par des formes qui diffèrent selon le degré de l'intoxication et l'idiosyncrasie du sujet ; que tous les accidents qu'on suppose généralement être des irritations ou des inflammations des principaux viscères, ne sont que des modifications passives de la nutrition dans ces organes, et les phases d'une réaction sans laquelle il ne peut y avoir de salut ; que faire de ces accidents le but même secondaire du traitement, c'est non pas combattre et affaiblir la cause morbide, mais entraver et anéantir la résistance qu'elle rencontre de la part de l'économie ; que si peut-être dans les pays sains et tempérés, il y a quelquefois convenance à modérer l'impétuosité de la réaction, en Afrique, il n'est pas un cas où au contraire on ne doive l'activer et l'exciter en la guidant.

CHAPITRE VI.

THÉORIE DU SIÉGE ET DE LA NATURE DES MALADIES PRODUITES PAR L'INFECTION.

Une théorie nous paraît indispensable au traitement de toute maladie ; sans quoi on est réduit à un aveugle empirisme, qui peut bien quelquefois être heureux, mais dont les succès ne sont dus qu'au hasard ; d'une autre part les théories sont fallacieuses et font autant de mal que l'empirisme ; c'est pourquoi elles ne devraient jamais être que l'expression de l'observation longue et attentive d'anciens praticiens éclairés et judicieux, qui ont médité sur les phénomènes de la vie, sur ce qui maintient la santé et ce qui occasionne les maladies ; c'est assez dire qu'une théorie médicale ne peut être faite *à priori*, mais qu'elle ne doit être déduite qu'*à posteriori*. C'est là ce qui m'a guidé pour celle que j'ai proposée. *Fodéré*, vol. IV, p. 477.

L'examen des causes qui prédisposent aux maladies endémiques des pays de marais, la nature débilitante de leur influence, le concours direct que nous les voyons prêter à l'action des miasmes, et tirer elles-mêmes de la puissance de ces émanations, ont dû faire dès l'abord pressentir que l'influence exercée par les effluves sur l'économie animale ne peut avoir le caractère sthénique ; l'anatomie pathologique qui, en quelques circonstances, paraît éclairer nettement la question du siége de quelques affections, ne nous prêtera ici qu'un secours infidèle ; en effet, rien de moins satisfaisant, dans les maladies dont nous nous occupons, que les lumières fournies par l'examen du cadavre. Que le délire ou le coma aient marqué le terme de la vie, que le malade se soit éteint en conservant jusqu'au dernier moment toute l'intégrité de ses facultés, les lésions cadavériques seront peu ou point différentes; si la maladie produite par une cause extrêmement délétère a amené la mort en quelques heures, la confusion est bien plus grande encore; le cadavre est complètement muet. C'est donc seulement dans les résultats des différents traitements, et surtout dans l'examen attentif des grands troubles fonctionnels qui surviennent et qui, variant dans quelques insignifiants détails, sont au fond toujours les mêmes, qu'il faut aller chercher les données pour arriver à la connaissance du siége et de la nature des fièvres miasmatiques; c'est en rapprochant de ces faits invariables ceux que fournissent la pratique et la méthode expérimentale, qu'on peut espérer placer des jalons pour la solution de cette grave question.

Parmi les hypothèses établies dans ce but, développées et soutenues avec toutes les ressources du talent, il en est deux qui en ce moment semblent avoir survécu aux autres.

L'une, qui paraîtrait vouloir attribuer la production de tous les phénomènes, quels qu'ils soient, à une altération toute matérielle et directe du sang; elle tend en ce moment à prendre une extension d'autant plus grande qu'elle a reçu le secours d'une multitude d'expériences fort ingénieuses au moyen desquelles un grand physiologiste essaie de prouver que les lois physiques ne sont pas applicables seulement à la matière inorganique, mais encore à la matière vivante.

L'autre, qui compte aussi d'assez nombreux partisans parmi les médecins qui se sont spécialement occupés de l'étude et de la pratique des maladies résultant de l'infection miasmatique, et qui assigne pour siége et pour point de départ aux phénomènes qui caractérisent ces états pathologiques le système nerveux cérébro-spinal ; pour la plus grande partie de ceux qui ont adopté cette hypothèse, la lésion est une névrose ; pour un fort petit nombre elle est une hyperémie.

De ces deux théories, la première et la plus spécieuse de prime abord, celle qui depuis la fièvre d'accès simple jusqu'aux typhus intertropicaux, ne voit dans l'ensemble des phénomènes que l'expression d'une viciation directe du sang, et explique ainsi les épanchements sanguins et les divers accidents de coloration et de consistance de ce liquide, a surtout dominé depuis qu'en modifiant artificiellement la composition du sang, on a pu obtenir, dans une assez longue série de vivisections, des effets analogues à ceux qui se remarquent dans les fièvres graves.

Je ne pense pas que l'auteur même de ces expériences veuille encore leur accorder une valeur incontestable; mais en supposant même cette valeur constatée, ne resterait-il pas à rendre compte des prodrômes de ces maladies, de l'abattement physique et moral si marqué qui en précède l'invasion ; de la promptitude avec laquelle les symptômes les plus graves surviennent et disparaissent ? Comment avec cette hypothèse expliquer la résolution des membres, et surtout cette douleur de la région lombaire, caractéristique des maladies des pays chauds, qui va croissant avec ces affections, au point que, dans certaines contrées, c'est à ce symptôme que le peuple a emprunté le nom qu'il donne à la fièvre [1] ?

[1] Les matelots appellent la fièvre jaune, *coup de barre*.

Pourquoi l'empoisonnement ne laisse-t-il aucune trace, soit à son plus haut point, soit à son degré le plus faible d'intensité ; et que fera cette hypothèse du froid surnaturel qui, dans des cas malheureusement trop connus, constitue le signe pathognomonique ?

Il est vrai que, dans le cours des maladies par infection, le sang perd sa fibrine et sa coagulabilité, et qu'en ôtant artificiellement sur les animaux vivants cette fibrine, ce liquide se coagule difficilement; mais tandis que sous l'influence de l'affection miasmatique les parties aqueuses augmentent et la fibrine diminue sensiblement, comme cela arriverait dans l'étiolement par la soustraction de l'air, de la lumière, etc., sous la main de l'expérimentateur, cette fibrine se reproduit, reparaît à mesure qu'on l'extrait, et avec une apparence d'identité, les deux procédés, examinés de près, offrent une énorme différence. La chimie a bien pu montrer comment en brûlant le diamant, on obtient du carbone ; mais du carbone à faire le diamant il y a bien loin.

D'ailleurs, ceux qui prétendent que c'est le sang altéré directement dans sa composition par le poison, et non le système nerveux modifié par un contact pernicieux, qui est le siége et la source des phénomènes, auraient encore à résoudre une difficulté que je vais rendre sensible par un exemple :

Quelques gouttes d'acide hydrocyanique ou un peu de strychnine sur une blessure suffisent pour faire périr un animal presque subitement ; mais si, sur la plaie où vous déposez le poison, vous appliquez de suite une ventouse, vous suspendez le cours des accidents ; cependant l'altération chimique a dû se faire, et la continuité de la partie du sang empoisonnée avec la masse n'a pas été interrompue; ce fait prouverait que ce n'est pas sur le liquide immédiatement, mais sur les centres nerveux avec lesquels le mettront en contact les mouvements du sang, que le poison exerce son action. Des essais nombreux faits par Mead sur le venin de la vipère, prouvent que, mêlé à une quantité donnée de sang, il n'en altère ni la couleur ni la consistance, et cependant porté dans la circulation par la morsure de l'animal, il tue l'homme en peu de temps et produit un ictère subit, l'intermittence du pouls et d'horribles douleurs.

Cette théorie serait susceptible d'autres objections encore, s'il n'y en avait pas une qui dispensât de toute autre; et cette objection se trouve dans les déductions qui découlent naturellement de cette manière de voir : déductions dont une des premières conséquences est de remettre en question des faits positifs; par exemple de supposer aux fièvres d'accès le caractère contagieux; de mettre en doute l'efficacité de moyens acceptés par l'expérience, pour les remplacer par le doute et des indications qui s'excluent les unes les autres, et de réduire ainsi le praticien au rôle de spectateur.

C'est dans l'analyse des phénomènes qui caractérisent les divers stades de la fièvre d'accès, que sont allés puiser leurs arguments ceux qui les attribuent à la lésion du système nerveux cérébro-spinal.

Voyons ce qui se passe dans ces accès.

D'abord se manifeste le frisson, puis le froid; la peau pâlit, l'air expiré se refroidit, la tête devient pesante; les idées, conçues avec peine, s'expriment difficilement; les membres et la région lombaire deviennent le siége d'une douleur plus ou moins vive; il y a constriction à l'épigastre, oppression, le plus souvent un peu de toux; le corps a diminué de volume; s'il y a des tumeurs, elles se sont affaissées, et l'anneau tombe du doigt qu'il étreignait il n'y a qu'un instant; si l'accès est grave, des nausées, des vomissements, le coma ou le délire peuvent arriver au début. L'urine est rare et fort claire; au bout d'un espace de temps variable, la chaleur et la circulation renaissent et augmentent d'une manière morbide; la face rougit, la peau se colore, la soif, la douleur des lombes et de la tête se marquent quelquefois davantage; puis tout cet appareil de congestion s'apaise et se termine par une moiteur à laquelle succède bientôt une sueur abondante. Sous l'influence de cette détente générale, les douleurs et le malaise disparaissent, et les urines devenues abondantes laissent déposer un sédiment copieux; M. Maillot analyse ainsi cette scène que nous venons de développer :

F. 321. « Dans le premier stade, *frissons*, *froid*, « *tremblements*, *douleurs lombaires*. Voilà les faits « saillants. Sur la valeur de ces deux derniers signes, « pas de contestation; ils révèlent l'affection de la « moelle épinière; et la faiblesse des extrémités, qui « persiste si souvent entre les accès, complète la « preuve.

« Quant au froid, on connaît l'influence du « système nerveux sur la calorification; sans doute « *l'anémie de la peau et la concentration du sang* « *dans les viscères* concourent au refroidissement; « mais d'où vient *cette accumulation du sang*

« dans les organes intérieurs, car il n'y est pas ap-
« pelé alors par l'irritation? il y séjourne, parce que
« le cœur spasmodisé ne peut plus le lancer avec la
« force accoutumée dans les artères. Mais ce spasme du
« cœur lui-même ne dénote-t-il pas l'affection de la
« moelle qui a une si grande influence sur ses mou-
« vements ?.... Si les accidents en restaient là, ce ne
« serait pas un accès de fièvre, mais une névrose....
« Pour qu'il y ait fièvre, il faut que le cœur participe
« à l'affection; mais alors les capillaires sanguins du
« système nerveux entrent en jeu, etc... Dans le stade
« de chaleur, que peut-on saisir? on voit le centre céré-
« bro-spinal réagir d'abord seul, puis transmettre la
« sur-excitation au cœur;...que la réaction augmente,
« et tous les accidents peuvent encore se passer entre
« ce système et le cœur, et donner lieu aux fièvres in-
« termittentes *simples, aux délirantes, aux comateu-
« ses*. Quant aux gastrites, aux entérites, aux pneumo-
« nies qui se développent dans le deuxième stade, ce
« sont des complications, de simples accidents. »

« Pour MM. Monnard et Antonini auxquels on est redevable d'un travail extrêmement recommandable par la vérité avec laquelle sont reproduits les faits relatifs à la marche de la maladie et aux autopsies cadavériques :

« Le stade de froid indique l'affaiblissement du sys-
« tème nerveux cérébro-spinal; à cet état succède ce-
« lui de la concentration : 1° par la répartition à l'in-
« térieur ou l'accumulation sur un organe prédisposé,
« de l'influence nerveuse dont l'équilibre vient d'être

[1] Considérations générales sur les fièvres intermittentes. *Journal de chirurgie milit.*, t. XXXV, p. 12.

« rompu ; 2• *par la congestion instantanée du sang* « *vers le cœur, dans les viscères abdominaux ou pul-* « *monaires* (p. 40). D'une part on doit considérer l'af- « faiblissement du système nerveux de relation comme « entraînant, d'aprés la loi du balancement des actions « organiques, l'exaltation de l'appareil ganglionnaire « et consécutivement la stimulation énergique des « principaux viscères qu'il convient de ramener à « leur ton normal d'excitation.

« D'autre part, il faut suivre les congestions produites « par le mouvement *de concentration à l'intérieur et* « *les diverses phlegmasies* qui ne peuvent tarder d'en « être la suite ; il résulte de là deux états morbides « contraires, correspondant à deux ordres de médica- « tions opposées, etc., etc. »

Pour admettre avec M. Maillot que la lésion du système cérébro-spinal est hyperémique, il faudrait d'autres preuves que celles que l'auteur croit pouvoir tirer d'une altération de tissu qui n'existe pas constamment ; d'ailleurs , la trouvât-on toujours, il faudrait qu'il y eût corrélation entre la gravité de la lésion et celle de la maladie, et quant à savoir si elle est le produit ou la cause de l'affection, ce serait encore une chose difficile à établir ; les paroles de l'auteur lui-même, tout en témoignant de sa bonne foi, ne prêtent pas un appui bien puissant à son opinion.

« Si, dit-il, de nouvelles observations de ramol- « lissement de la moelle dans les cas de fièvre algide « viennent confirmer celles que je rapporte, il res- « tera encore à expliquer pourquoi *l'algidité* n'a pas « existé toutes les fois qu'à l'ouverture des cadavres, « nous avons eu à noter un semblable ramollisse-

« ment. Mais peut-être ce ramollissement n'est-il « qu'un des éléments de l'état pathologique qui nous « occupe. Ce fait, d'ailleurs, n'est pas plus extraordi- « naire *que les cas où il n'y avait eu ni délire, ni* « *coma pendant la vie, et dans lesquels nous avons* « *trouvé à l'autopsie, le cerveau et les membranes in-* « *jectés*. C'est ainsi qu'en médecine, nous sommes « arrêtés à chaque pas, et forcés d'accuser moins les « faits eux-mêmes, que nos moyens d'examen et d'a- « nalyse.» Traité des F. interm., page 335.

Pourquoi d'ailleurs, s'il y a hyperémie, ne resterait-il pas à la suite des cas graves une paralysie plus ou moins étendue, et si la douleur lombaire est le caractère propre à l'inflammation cérébro-médullaire, comment précisément est-ce dans les cas bien constatés où une lésion traumatique de la moelle détermine la paralysie des membres inférieurs, que cette douleur n'existe pas ?

Je ne pense pas que la doctrine, qui, sans assigner la nature du trouble du même système nerveux, considère ce trouble comme l'origine de la maladie, s'appuie sur des bases plus certaines. Et d'abord est-il bien prouvé que la production de la chaleur et le mouvement circulatoire soient sous la dépendance du système cérébro-spinal ; comment, s'il en est ainsi, concevoir que dans les cas d'apoplexies, de paralysies générales ou partielles, la chaleur et la circulation ne cessent pas, au moins dans les parties paralysées ? Pourquoi, dans les circonstances où la maladie augmente, le stade de froid et le frisson, qui sont manifestement pour ces auteurs l'expression de la lésion de la moelle, diminuent-ils progressivement au point de cesser entièrement? Pourquoi, dans l'accès algide où l'intensité du froid et l'imminence de la mort semblent devoir annoncer une lésion profonde du système, les mouvements et l'intelligence qui en dépendent exclusivement ont-ils conservé toute leur intégrité? Car, dans la peste, la fièvre jaune, on a vu des malades marcher quelques minutes avant la mort.

Et comment rendre compte des cardialgies, des syncopes, des épigastralgies, qui quelquefois seules constituent et le caractère et le danger de l'accès pernicieux ?

D'ailleurs, combien d'exemples l'histoire des monstruosités ne nous offre-t-elle pas d'êtres qui ont vécu, se sont nourris, chez lesquels, ni la chaleur, ni la circulation n'ont manqué, et qui étaient entièrement privés du système nerveux duquel on voudrait faire spécialement dépendre ces fonctions.

Quant à l'idée émise sur les congestions produites à l'intérieur par suite de l'établissement du froid et des phlegmasies viscérales, qu'on suppose en être la conséquence, il est facile de démontrer (et Giannini a pris en partie déjà ce soin) qu'elle est encore bien moins fondée.

C'est par une supposition gratuite qu'on représente le sang refoulé, par le stade de froid, sur le cœur et les autres viscères; car l'examen attentif des phénomènes prouve que la sédation a lieu en même temps sur tous les points, sur le cœur et les gros vaisseaux comme sur les capillaires. En effet, plongez un homme dans l'eau à une température très basse, il faudrait, pour que la théorie de la concentration se vérifiât, que, dans les parties submergées seules, on vît la circulation se ralentir, et qu'elle augmentât dans celles qui sont hors de l'eau; que les vaisseaux du cou, de la tête au contraire fussent tendus et turgescents, que la figure fût injectée; mais point : la face est pâle, le pouls consulté aux carotides est là ce qu'il est sur tous les autres points, faible et concentré. Quand la mort arrive par le froid, ce n'est pas par une apoplexie subite, mais par une sédation graduelle et égale partout.

Si, comme on l'avance à chaque instant, la pâleur de la peau et le refroidissement étaient accompagnés du refoulement du sang, qui, arrivant en masse, doit gêner les contractions du cœur et congestionner les viscères, quelle serait l'indication la plus naturelle? ce serait, par une saignée, d'assurer une répartition plus égale du liquide, et d'en débarrasser le cœur. Quel est celui des partisans de cette théorie, qui osera donner un semblable conseil, ou faire une semblable tentative?

Voyez, au contraire, comme les infusions chaudes et stimulantes sont appelées par l'instinct et abrègent cette pénible période.

La concentration, qu'on supposait, n'existant pas, il est inutile de discuter la question des congestions qui doivent en résulter; quant à les expliquer par une loi de balancement, en raison de laquelle la stimulation d'un système entraînerait la débilitation de l'autre, cette loi n'existe encore que pour les besoins d'une semblable explication.

Maintenant qu'il est à peu près prouvé que ce n'est pas dans le système nerveux cérébro-spinal qu'existe le siége de l'affection, il nous faut examiner si rien ne parle en faveur de l'opinion émise, mais peu développée par M. Brachet, qui le place dans le système nerveux ganglionnaire.

Il ressort des travaux extrêmement remarquables de ce physiologiste distingué, que c'est sous l'influence immédiate du système nerveux ganglionnaire que s'exercent tous les actes de la vie organique : la nutrition, la circulation, les sécrétions, l'absorption et l'exhalation, et cette contractilité organique insensible, que, malgré des expériences assez concluantes, je me vois forcé d'admettre, jusqu'à ce que par les lois de la gravitation, je puisse m'expliquer comment souvent au bout d'un temps fort long, on voit sortir de nos tissus, sur des points fort éloignés de celui de leur entrée, des corps qui y ont été introduits.

Si donc, après avoir examiné successivement et pièce à pièce, pour ainsi dire, les divers troubles qui surviennent dans l'organisme à la suite de l'absorption des miasmes, depuis le plus faible jusqu'au plus grave de ces états, et appelé à mon aide les résultats de l'observation et ceux des vivisections, je puis rapporter tous les phénomènes à la lésion du système nerveux de la vie organique, il ne nous restera plus qu'à rechercher la cause des variétés de types.

Et d'abord, en traitant des différences qui peuvent faire distinguer les deux systèmes nerveux, Bichat a reconnu entr'eux une corrélation, un consensus, qui fait que l'un ne peut être affaibli ou stimulé sans que l'autre partage l'impression; de même, tout en nous occupant d'un seul de ces systèmes, il conviendra de ne pas perdre de vue cette sympathie.

C'est bien à la sédation du système des ganglions

qu'il faut rapporter l'abaissement de la chaleur et du pouls, la rareté des sécrétions et de la transpiration cutanée dans les maladies résultant de l'infection; quant aux douleurs à la région lombaire et à la tête, nous n'hésiterons pas à les attribuer à la lésion du même système, si, d'une part, nous voulons nous rappeler les expériences par lesquelles M. Brachet a démontré que dans les centres et les plexus ganglionnaires, insensibles par eux-mêmes, l'impression était puisée et rendue manifeste par le filet constant d'anastomose, qui leur vient du système cérébro-spinal; et si, comme l'a fait observer M. Manec, c'est aux points où il est en rapport avec les deux extrémités de la moelle épinière que le grand sympathique a son plus grand développement et sa plus grande importance; l'accroissement d'intensité des douleurs lombaires et céphaliques, en raison de l'intensité de la cause d'infection, s'expliquera naturellement ainsi. Quant à ces douleurs si cruelles, qui par leur siége semblent dénoter une lésion profonde des principaux viscères, et qui cependant varient entr'elles et disparaissent avec une rapidité qui ne permet pas de supposer que l'affection soit organique, vous vous en rendrez facilement compte en voyant les nombreux ganglions et plexus placés derrière les viscères abdominaux et thoraciques. D'ailleurs, l'aggravation de ces accidents sous l'influence des déplétions sanguines, et la promptitude avec laquelle ils cèdent au quinquina contribuent à lever les derniers doutes sur la nature de ces affections.

Dans le stade de chaleur, vous voyez les mêmes fonctions qui avaient été déprimées, échapper à cette dépression, s'exagérer un instant, puis les sécrétions qui en dépendent et qui avaient disparu, se remontrer plus actives, et envoyer au dehors avec leur produit la matière morbide.

Si donc, comme nous venons de le voir, c'est à une débilitation du système ganglionnaire qu'aboutit l'action des miasmes, comme ce système préside au mouvement de composition et de décomposition de nos organes, il modifiera non seulement la marche, mais encore la consistance et la crâse du sang, tant dans les tissus dont il va former la base, que dans les vaisseaux où il circule [1].

Il serait fort important de préciser les résultats immédiats de la suspension plus ou moins parfaite de l'influence du grand sympathique sur l'économie; mais les innombrables anastomoses par lesquelles les ganglions et les plexus sont en rapport entr'eux et avec le système cérébro-spinal, rendent cette appréciation fort difficile; cependant quelques tentatives de cette nature ont réussi.

[1] D'après les degrés variables de la débilitation imprimée à la chaîne trisplanchnique, et qui dépendront soit de ce que les miasmes plus ou moins actifs, expulsés plus ou moins promptement par les crises, n'auront exercé qu'une influence peu profonde et durable, ou de ce que, séjournant et n'étant plus éliminés, ils auront achevé d'épuiser ce système nerveux, on verra survenir de nombreuses modifications dans la texture et les fonctions des organes, selon que la nutrition y aura ou diminué ou cessé, ou été inégalement répartie. Et outre la débilitation sympathique qui aura atteint le système nerveux de relation, ce même système subira dans sa consistance et dans ses fonctions, les mêmes altérations que le reste des appareils organiques, puisque comme dans ces derniers la nutrition y aura été modifiée.

M. Brachet, en isolant le rein de l'influence du grand sympathique, a prouvé que dès ce moment le sang cessait d'y être élaboré de manière à former de l'urine, et qu'il passait en nature dans les uretères.

Chez les quadrupèdes, où le cordon cervical du trisplanchnique est intimement uni au pneumo-gastrique, on ne peut couper l'un sans l'autre; mais on est parvenu à isoler et à enlever les ganglions cervicaux supérieurs, et je crois devoir rapporter ici le résultat de l'expérience.

« J'ai trouvé les deux ganglions cervicaux supé-
« rieurs sur un chien et je les ai enlevés presque sans
« accident; il a survécu cinq jours..... Les yeux ont
« perdu leur éclat, ont rougi, la conjonctive s'est tu-
« méfiée; il était dans une somnolence continue que
« terminèrent le coma et la mort.... le cerveau était
« injecté comme rarement je l'ai observé : la pie-mère
« et l'arachnoïde étaient gorgées de sang sur les lobes
« moyen et antérieur; ainsi, l'influence du grand
« sympathique s'étend à toutes les parties auxquelles
« il va se distribuer en accompagnant les divisions
« de l'artère carotide [1]. »

Déjà, en 1712 et en 1725, Petit avait signalé de semblables résultats, et entre autres le rapetissement du globe de l'œil.

Voilà, je crois, bien constatée par des essais répétés à de grands intervalles et parfaitement identiques dans leurs résultats, la conséquence de la cessation partielle ou complète de l'influence ganglionnaire sur la circulation capillaire et la distribution du sang dans le

[1] Brachet, *Syst. nerv. gangl*, p. 542.

tissu des organes. — La suspension des sécrétions est prouvée par l'altération du volume et de la sphéricité du globe oculaire due à la diminution des humeurs de l'œil; c'est bien à une congestion toute passive que sont dus le coma et l'ophthalmie apparente; mais des faits ultérieurs vont nous montrer que ce n'est pas seulement sur la nutrition organique, mais sur le sang, même dans les troncs vasculaires où il se meut, que le trisplanchnique agit directement.

Ce que Barthez de Montpellier avait vaguement indiqué, ces changements subits dans la crâse et les rapports des principes constituants du sang qu'il attribuait à des modifications du système nerveux, l'expérience les rend palpables.

« Barthez a beaucoup parlé d'une influence directe
« qu'exercerait le système nerveux sur le sang......
« Sans doute une semblable idée semble dénuée de
« fondement, si on ne considère le sang que dans les
« gros vaisseaux; mais dans les capillaires où il se con-
« fond avec les solides, là où conjointement avec les
« nerfs, il va faire vivre les organes, qui osera affir-
« mer que le sang n'est pas influencé par les nerfs ?

« Fondé sur une expérience, le docteur Mayer a
« admis cette influence du système nerveux, non
« seulement sur les capillaires, mais jusque dans les
« gros vaisseaux; ayant lié sur des animaux les deux
« nerfs pneumo-gastriques, il vit comme phénomène
« constant la coagulation du sang dans tout l'arbre
« circulatoire pulmonaire et la séparation de la ma-
« tière colorante et de la fibrine.

« M. Dupuy d'Alfort, ayant pratiqué sur des che-
« vaux la section des pneumo-gastriques à la région

« cervicale, a constaté dans le sang artériel de la ca-
« rotide une diminution notable de la quantité de
« fibrine.... [1] »

Si maintenant à côté de ces faits, vous placez celui qu'a observé M. Magendie de la reproduction spontanée de la fibrine dans le sang, à mesure qu'on en fait l'extraction, il sera difficile de douter que la crâse du sang, sa marche dans ses vaisseaux, ainsi que la distribution et l'incorporation de ce liquide au tissu des organes, ne soient directement sous l'influence du système nerveux ganglionnaire (car en liant le pneumogastrique, on a suspendu l'action du grand sympathique) et ne doivent éprouver immédiatement des altérations, quand ce système sera modifié de quelque manière et à quelque degré que ce soit.

Ainsi, en partant de ces données, vous pourrez suivre le procédé de la production des différents phénomènes qui dépendront de l'affaiblissement lent et gradué, ou subit et mortel immédiatement du système trisplanchnique.

La répartition et l'isolement des différents centres qui constituent par leur ensemble le système, isolement qui cependant n'est absolu pour aucun, laissent concevoir que, quoique la lésion d'une des parties de cette chaîne puisse être plus apparente, tout le reste du système y prend part, quoique d'une manière moins marquée; et comme il n'est pas douteux que certains organes ou viscères ne soient réellement plus faibles, selon les idiosyncrasies, tandis que toute

[1] Andral, *Précis d'anatomie pathologique*, p. 542.

l'économie se ressentira de l'atteinte qui a pu survenir, la scène apparente, l'accident capital pourra se développer dans une des parties seulement.

Examinons d'abord la série des phénomènes qui résultent de la diminution lente et graduée de l'influx nerveux ganglionnaire, et rappelons-nous que long-temps avant l'explosion des accidents fébriles, et même quand ces accidents ne devront pas survenir, sous l'influence du dégagement actif des miasmes dans une atmosphère de marais, il est impossible de se défendre d'une indicible langueur et dans les mouvements musculaires et dans les facultés pensantes; les hommes les plus actifs sentent la paresse les gagner; le travail le plus léger leur semble un lourd fardeau, l'appétit se perd, l'embarras gastrique qui, sous toutes les températures, survient avant tout autre symptôme au voisinage des marais, s'accroît de jour en jour; en d'autres termes, l'exhalation a augmenté à la surface de la muqueuse gastrique; la circulation s'est ralentie, une sueur presque continuelle inonde le corps au moindre mouvement; peu à peu le sang s'appauvrit, les chairs perdent leur consistance, la peau sa couleur; la partie aqueuse du sang qui surabonde s'extravase d'abord seulement, selon les lois de la pesanteur; et c'est aux malléoles, après les fatigues de la journée, que le premier gonflement apparaît; mais bientôt partout les parois vasculaires ont été atteintes de laxité, et c'est sur tous les points que les infiltrations séreuses se font. A l'autopsie, les surfaces intérieures sont décolorées; les muscles flasques et pâles baignent dans la sérosité, les cavités splanchniques offrent des épanchements considérables; le cœur est mou, petit et sans couleur; un sang clair, rosé, liquide, dans lequel manque la fibrine, découle des incisions, et, dans beaucoup de cas, la quantité en a énormément diminué; il y a anémie. Voilà le résultat de la marche latente et prolongée de l'empoisonnement miasmatique et les traces qu'elle laisse sur le cadavre. Ici évidemment la nutrition générale a diminué.

Supposez maintenant faiblesse prédominante d'un appareil, et ce sera surtout là que vous verrez augmentée l'exhalation passive. Si c'est l'appareil pulmonaire, ou la partie inférieure du tube digestif, vous aurez alors ces bronchites et ces colites prétendues chroniques, que le médecin voit avec désespoir s'aggraver sous le coup d'une médication qui cependant lui semble rationelle, tandis que l'écart de régime, l'usage du vin que se permettra furtivement le malad épuisé, auront opéré souvent la guérison contre toute attente.

Nous avons vu que, dans cette marche des choses, le sang perd peu à peu sa consistance, que la fibrine y diminue, et que le caractère essentiel du sang défibriné est de se putréfier avec une surprenante rapidité. Si donc, pendant cette atténuation graduée de la nutrition et de la vie, le sujet se trouve exposé à un foyer d'émanations plus délétères, ou à toute autre cause affaiblissante, l'exhalation, devenue subitement plus abondante à toutes les surfaces, simulera des congestions multiples, et le produit de cette exhalation, fourni par un sang défibriné, se putréfiera au sein même de l'économie, du moment où il aura abandonné les vaisseaux. On s'explique donc facilement comment, chez ces individus, toute affection sérieuse prendra immédiatement le caractère que les anciens ont à juste titre appelé putride.

Vous pouvez comparativement suivre la même succession de phénomènes chez le vieillard : la nutrition est moins énergique ; aussi les muscles deviennent flasques, les hernies apparaissent, les conjonctives se colorent, et des vaisseaux, qui n'existaient pas auparavant, s'y dessinent ; la moindre fatigue amène l'infiltration séreuse des extrémités inférieures ; les fonctions intellectuelles faiblissent d'abord, et quand la nutrition, qui va cesser, a diminué davantage, ces mêmes facultés se pervertissent. Alors le sang, qui auparavant, au milieu des plus grands efforts musculaires, n'était point sorti de ses vaisseaux, les quittera pour la cause la plus légère, et on verra survenir ces apoplexies, qui ne se manifestent que chez les individus âgés ; ou bien, comme chez les cachectiques, la lésion la plus insignifiante donnera immédiatement lieu au développement de l'état typhoïde.

Mais examinons avec attention les détails par lesquels se révèlent ces états qu'on a nommés adynamiques, ou typhoïdes ou putrides.

Que l'affaiblissement déjà établi soit augmenté subitement, ou que le même degré d'asthénie soit immédiatement produit par une grave intoxication :

Au degré inférieur, on voit la circulation qui, à l'état normal, porte avec abondance et régularité les matériaux de reconstruction aux organes, suppléer, par la rapidité de ses mouvements, à ce qu'ils ont perdu en puissance et en harmonie. Dans les capillaires de la surface, le relâchement est plus marqué, la moindre pression laisse des traces qui n'auraient pas persisté auparavant ; les sécrétions et l'absorption diminuent à mesure que l'exhalation augmente ; l'urine sort claire et rare; la salive commence à manquer, et, pendant que de l'estomac surchargé de matières muqueuses, s'échappe une odeur nauséabonde, la couche de même nature déposée sur la langue, n'étant plus humectée par le suc salivaire, laisse évaporer ses parties aqueuses, et devient visqueuse et gluante. Les matières liquides s'exhalent aussi à la surface des bronches, et déjà on peut suivre à l'aide de l'auscultation les divers râles qui commencent.

Ce n'est pas seulement à la surface libre des membranes, mais encore dans le tissu cellulaire intermédiaire à leurs tuniques, dans les utricules sécréteurs, que se dépose la matière exhalée qui peut y subir diverses altérations de consistance jusqu'à celle du tubercule. Il est bien sensible que cette résorption de la partie la plus liquide de la matière exhalée ne se complète que par un temps assez long, et qu'on n'en trouve pas le produit concret après les intoxications qui ont amené la mort dans un espace de temps très-court.

Le mamelonnement de la muqueuse de l'estomac, et l'infiltration des tuniques du colon, ne sont que des variétés de ce procédé d'exhalation.

Au degré où les sécrétions, et par conséquent les crises, sont presque entièrement suspendues, la composition intime du sang aura nécessairement aussi subi de notables altérations, puisque les parties qui doivent en être éliminées ne peuvent plus l'être; tiré par la veine, il offrira des nuances de coloration douteuses; il sera brun, mal mêlé, et déjà la partie aqueuse ne s'échappera plus seule des vaisseaux, la partie colorante en sortira en même temps; inégalement extravasé sous la peau, où il se montrera formant des taches et des stries d'autant plus rapprochées que le cas sera plus grave, il fluera en nature sur les muqueuses, s'y mêlera aux produits qui en enduisent la surface, et constituera la matière noire des vomissements et des selles. La sécrétion de l'urine ne se faisant plus, ou que trés-imparfaitement, un sang altéré la remplacera dans la vessie, ou on n'en verra plus sortir aucun liquide ; la couche qui recouvre la langue, et que viendra colorer en noir plus ou moins foncé le sang exhalé, n'étant plus humectée par la salive, s'épaississant et se solidifiant par la chaleur et l'air, se crevassera par suite des mouvements de cet organe; les gencives, la face interne des joues et des fosses nasales, seront enduites de la même matière.

Si nous examinons la tête, nous verrons les conjonctives injectées, même ecchymosées et donnant, à l'œil un regard affreux ; le sang se sera épanché et les vaisseaux se relâcheront là, comme dans le conduit auditif où les mouvements de l'air en contact avec le liquide exhalé occasionneront les bourdonnements caractéristiques du typhus.

Qu'alors l'obstacle le plus léger, celui qui aurait été tout-à-fait insignifiant pendant la santé, vienne à s'opposer pour quelques instants à l'apport nutritif qui se fait bien faiblement déjà sur quelques points de l'enveloppe, la vie y cessera à l'instant même, et d'énormes gangrènes surviendront immédiatement. A l'intérieur le sang exhalé se putréfiera de suite l'air fixe et les gaz se dégageront et amèneront le météorisme. La coloration de la peau pourra varier selon que plus ou moins de matière colorante se sera échappé avec la sérosité.

Plus la perturbation du système nerveux ganglionnaire annoncée par cet ensemble de phénomènes, aura mis de temps à s'accomplir, plus naturellement il y aura de chances pour rencontrer de grandes et et saillantes altérations dans la coloration et la texture des organes; plus aussi seront marquées par le coma et le délire les modifications qui seront survenues dans la nutrition du système cérébro-spinal.

Mais si tout s'est opéré dans un espace de temps assez court pour que la nutrition générale n'ait pu subir de modifications bien sensibles, le cadavre n'offrira plus de lésions prononcées, et il y aura infiniment moins d'altérations dans le tissu des organes, je dirai même plus, dans leurs fonctions. On concevra, en leur appliquant cette explication, ces faits si étonnants, observés dans les épidémies de fièvre jaune, où on a vu des malades marcher et se raser une ou deux heures avant la mort.

Si le procédé toxique a été assez puissant pour suspendre immédiatement toute influence du système nerveux ganglionnaire, la vie organique cesse au même instant; il ne survit plus aucun des actes par lesquels elle se révèle; la calorification et la circulation sont anéanties du même coup; retombé soudainement sous l'empire des lois physiques, le sang laisse échapper toute son eau et a changé d'aspect et de nature; les larmes, la salive, l'urine ont disparu; mais rien n'a encore changé du côté des organes;

leur état physique est resté le même ; le système cérébro-spinal, qui va mourir un peu plus tard, faute d'alimentation, offre d'abord le spectacle d'une effrayante intégrité ; le cadavre se meut, parle et pense, et l'aspect des faits mieux que tous les arguments prouve au plus incrédule ce que Bichat avait avancé, qu'il y a deux vies, l'une animale, l'autre de relation, dont les fonctions sont bien distinctes.

Que dans cette série d'accidents depuis l'empoisonnement à son degré le plus faible et le plus gradué jusqu'à celui d'une puissante et subite intensité, vous trouviez les viscères, la rate, le poumon, l'estomac, le cerveau, gorgés du sang qui s'y est épanché ; que ce sang y soit resté libre et qu'il ait constitué un simple engouement, ou qu'incorporé au tissu, il en ait altéré l'aspect et la consistance ; ce ne devra pas être là pour vous les traces d'une affection spéciale de ces organes : ce n'est pas à ces lésions locales que vous irez demander la cause de la mort ; vous saurez que ce ne sont que des conséquences de la débilitation du système nerveux duquel dépend la nutrition et non des congestions actives, primitives ou secondaires.

Quand nous verrons, à défaut de la sécrétion salivaire habituelle, la langue sécher et noircir, nous n'irons pas en soustrayant à la nutrition générale des matériaux (dont la quantité nécessaire a déjà diminué), contribuer à aggraver la maladie et en accélérer l'issue funeste ; nous ne resterons pas étonnés quand l'ingestion des stimulants et des cordiaux fera cesser cet état et humectera la cavité buccale et la langue. Surtout, quelque prononcés que soient les râles divers par lesquels s'exprime l'embarras pulmonaire, nous nous garderons, pour faire cesser ce symptôme alarmant, de recourir à des moyens qui doivent l'aggraver encore.

Nous n'accuserons plus la langue de mensonge, quand l'ayant vue rouge et sèche, nous trouverons l'estomac pâle et enduit, parce que nous saurons qu'elle ne peut être pour nous que l'indice de l'état général de la nutrition, et non pas celui des altérations variables et toutes consécutives dans la texture des organes.

Quand nous verrons, dans le cours des fièvres endémiques des pays de marais, survenir comme principal symptôme une cardialgie, une douleur atroce à l'épigastre, etc., que nous verrons ces sensations cruelles disparaître, alterner avec une grande promptitude, ne diminuer ni n'augmenter par la pression, céder au quinquina, nous serons autorisés à en placer le siége dans les divers ganglions et les plexus des cavités correspondantes, et non plus dans les viscères qui ne présentent aucune altération après la mort.

Sous l'influence des variations de la température dépendant de la succession des saisons, nous comprendrons la raison pour laquelle c'est sur tel ou tel autre organe que la débilitation se marque le plus; nous comprendrons comment à l'arrivée de l'automne, les bronches et le colon deviennent de préférence le siége d'une exhalation morbide, et nous aurons pu ainsi, sans recourir à des suppositions que rien ne justifie, établir comment toutes les maladies qu'on a crues différentes de nature, les fièvres d'accès et typhoïde, les typhus d'Amérique et d'Orient, ainsi que les catarrhes bronchiques et abdominaux, sont dus à une lésion toujours identique, de nature asthénique, malgré l'apparence inflammatoire qu'ont souvent ces symptômes.

On peut donc résumer l'étude que nous venons de faire en disant : que le siége des maladies résultant de l'infection est le système nerveux ganglionnaire; que la nature de la lésion est asthénique, puisqu'en raison directe de l'intensité des causes, nous voyons s'affaiblir de plus en plus les fonctions de la nutrition générale; que sous cette influence, le mouvement de décomposition de l'économie, exprimé par l'exhalation, augmente sensiblement, et que par contre, l'absorption, les sécrétions diminuent et finissent par se suspendre;

Que certaines parties du système nerveux ganglionnaire peuvent être plus profondément débilitées que le reste de la chaîne, et donner lieu à un mouvement plus actif de décomposition locale ; que l'altération de la composition du sang n'est que secondaire à la lésion du système nerveux; qu'ainsi, depuis le plus simple accès des fièvres de marais, marqué par un trouble passager de la nutrition, trouble que la réaction, encore puissante, a bientôt dissipé, jusqu'aux typhus intertropicaux et au choléra épidémique, c'est toujours à la débilitation soit provisoire et légère soit durable et très grave du système nerveux trisplanchnique, que sont dus les phénomènes morbides.

Quelle grave erreur et quelles fautes irréparables ne sera-t-on pas exposé à commettre, si l'injection toute passive des organes est prise pour une inflammation, et si le mouvement fébrile, qui est l'expression des efforts de conservation de la vie, est considéré comme une sympathie inflammatoire de l'appareil de la circulation ? Ne sera-t-on pas amené, en croyant combattre des congestions viscérales, à briser, à anéantir la lutte, la réaction salutaire ? De la méthode curative qui découle de cette manière de voir, à celle que jusqu'ici l'expérience, plus encore que le raisonnement, indique, on voit combien la distance est grande.

A l'appui de tout ce que je viens d'énoncer, qu'il me soit permis de citer quelques-unes des réflexions si sages et des observations si frappantes de vérité qu'on retrouve dans les écrits des grands praticiens, et surtout dans ceux des professeurs Andral et Fodéré.

Fodéré, *Épidémies*, p. 270 — vol. 2. « Nous ne « pouvons méconnaître la nature septique et délé- « tère des émanations miasmatiques ; tous les phé- « nomènes l'annoncent d'autant plus que le climat « est plus chaud et plus humide. Lind, parlant d'une « fièvre rémittente de Batavia,... ajoute qu'à cette « époque, la plus petite entaille à la peau, la plus « légère égratignure ou blessure se changeait promp- « tement en un ulcère putride rongeant, qui consu- « mait les chairs dans les vingt-quatre heures ; je « n'ai pas de peine à le croire, ayant vu sur le bord « des étangs de la Dombe, les plus petites plaies de- « venir aussitôt gangréneuses.

« Les symptômes d'embarras gastrique et céré- « bral, et les lésions de ces organes démontrées « après la mort, annoncent d'une manière évidente « que la muqueuse gastro-intestinale, que les voies

« et les organes biliaires, et le système nervo-encé-
« phalique ont été frappés les premiers. Est-ce une
« sur-irritation? Mais comment comprendre qu'un
« principe sédatif soit en même temps irritant? Y a-
« t-il surabondance de bile exaltée par la chaleur,
« rendue porracée, atrabile? Mais les vomitifs et les
« purgatifs, qui semblent indiqués par les appa-
« rences, sont funestes dans le plus grand nombre
« des cas. Écoutons le docteur Guyoth, (épidémie
« de Torre de Tréponte) : comme, dit-il, les symp-
« tômes bilieux signalaient toujours le début des
« fièvres de marais, cédant à l'indication d'évacuer
« la bile, nous donnions sur-le-champ un vomitif :
« les malades en paraissaient d'abord soulagés; mais
« bientôt à ce mieux apparent succédait une faiblesse
« extrême, et la fièvre faisait des progrès si rapides
« et prenait un caractère si fâcheux, qu'elle arrivait
« à une issue funeste, avant qu'on pût déployer les
« moyens les plus efficaces.

« Il en est de même des symptômes les mieux pro-
« noncés d'une turgescence sanguine, dirigée dès le
« début vers la tête et les autres organes; si on s'en
« laisse imposer par les apparences, qui semblent
« impérieusement réclamer les émissions sanguines,
« les malades sont promptement jetés dans une
« prostration dont rien ne peut plus les tirer.

« La faiblesse est par conséquent ici l'élément
« principal de la maladie, et dussions-nous à jamais
« ignorer le *modus agendi* de cet élément, il nous
« suffira toujours d'en avoir prouvé l'existence par
« les succès innombrables du quinquina et des cor-
« diaux... Les phénomènes sus-mentionnés, tant

« durant la maladie qu'après la mort, démontrent « en deuxième lieu qu'il y a une réaction de ce qui « reste de forces vitales contre un ennemi mortel, « réaction qui n'est pourtant qu'un *état de désordre « et d'anarchie de toutes les fonctions, qui suspend « les sécrétions ou qui en intervertit les produits*, « et qui, poussant le sang comme par injection, oc- « casionne une infinité d'erreurs de lieu.

« Ce serait faire preuve d'une ignorance bien fâ- « cheuse pour les malades que de supposer que « toutes les fois que pendant la vie il y a céphalal- « gie, yeux rouges, etc., il y ait eu nécessairement « une inflammation qui exigeait l'usage des anti- « phlogistiques. Ces fièvres sont certainement une « preuve du contraire, puisque la couleur brune ou « noire de la langue et la sécheresse (qu'une secte « moderne regarde dans les fièvres putrides comme « un signe de gastro-entérite) disparaît par l'usage « du quinquina, et persiste ou augmente avec celui « des antiphlogistiques.

« L'état de la science nous permet d'admettre des « ramollissements et des taches noires sans inflam- « mation préexistante... et nous retrouverons en- « core ces exemples dans la fièvre putride qui a beau- « coup de ressemblance avec nos fièvres actuelles « (de marais). »

Andral, précis d'anat., path., p. 21. « Il est « enfin quelques hyperémies qui ont une *coexistence « nécessaire;* constamment liées, elles sont le pro- « duit d'une seule et même cause morbifique; ainsi, « dans la rougeole et la scarlatine, il y a deux conges- « tions, l'une à la peau, l'autre sur certaines mu-

« queuses ; on ne saurait dire que l'une a produit « l'autre, elles apparaissent toutes deux comme les « effets nécessaires d'une même cause.

« *Cette coexistence de plusieurs hyperémies « semble être d'ailleurs un des effets les plus cons- « tants de l'introduction de toute substance délétère « dans les voies circulatoires*; on la retrouve dans « toutes les maladies par infection ou contagion, « appelées peste et typhus; on la retrouve aussi chez « les animaux, soit que dans leur tube digestif « aient été introduits des poisons susceptibles d'être « absorbés, ou que dans leurs veines aient été injec- « tées des substances putrides. »

P. 47. « N'observe-t-on pas l'hyperémie asthé- « nique chez un certain nombre de sujets convales- « cents de pneumonie aiguë; sans doute, cela dé- « pend souvent d'un reste de phlegmasie non com- « plètement encore résolue; mais j'ai vu de sem- « blables cas où, après que cet engorgement fut resté « long-temps stationnaire malgré les antiphlogis- « tiques et les révulsifs, il disparut sous l'influence « de la décoction de polygala et de quinquina; ab- « sorbées et portées dans le torrent de la circulation, « ces substances ne déterminent-elles pas la résolu- « tion de l'engorgement pulmonaire, soit en excitant « directement les vaisseaux pulmonaires traversés « par elles, soit en stimulant les centres nerveux et « leur rendant l'influence nerveuse sur le pou- « mon. »

P. 80. « L'état d'anémie générale peut survenir « sans le concours d'aucune cause appréciable; j'en « ai constaté l'existence sur le cadavre de quelques

« individus morts hydropiques, et chez lesquels d'ail-
« leurs n'existait aucune altération des solides re-
« connaissable par nos moyens d'investigation.»

81. « Quand l'économie vient à perdre en un très-
« court espace de temps une très-grande quantité
« de sang, l'action de plusieurs organes est singuliè-
« ment troublée; on observe de graves désordres
« dans le système nerveux; non-seulement il y a des
« lypothimies, des défaillances, mais *au milieu de*
« *la diminution réelle des forces,* apparaissent des
« phénomènes qui semblent ne devoir résulter que
« de la *surexcitation des centres nerveux*; à mesure
« que le sang se refait, ces différents phénomènes
« morbides disparaissent.

« Dans d'autres circonstances où la masse du sang
« dépensée pour les besoins de l'organisme sans se
« reformer à mesure, a diminué peu à peu; ainsi,
« chez les convalescents qu'on a maintenus à une
« diète sévère et trop prolongée, il se manifeste des
« désordres qui ressemblent beaucoup à ceux qui se-
« raient dus à la persistance d'un travail plegma-
« sique.

« M. Gaspard raconte que dans une contrée dé-
« solée par la famine, où l'herbe devint la seule nour-
« riture des habitants, beaucoup d'entre eux devin-
« rent hydropiques.»

P. 88. « Que si maintenant on suppose l'existence
« d'une *inflammation* chez un individu dans cet
« état d'anémie, qu'arrivera-t-il? Tous les organes
« vivant réellement moins, on verra la phlegmasie la
« plus légère produire rapidement les plus fâcheux
« symptômes; elle trouvera, pour ainsi dire, l'écono-

« mie sans défense ; on observera une grande irré-
« gularité dans l'accomplissement des différents actes
« de l'innervation, une prostration subite, une faci-
« lité extrême à la production des hémorrhagies, une
« tendance remarquable à la mortification, là où se
« seront opérées des congestions sanguines; et puis-
« que partout il y a vie moins active, partout les lois
« physiques reprendront plus aisément leur empire,
« et quelques-uns des phénomènes de la putridité
« pourront en résulter.

« L'affection locale n'est pas alors ce qu'il faudra
« seul considérer ; ce n'est pas parce qu'elle est grave
« ou légère qu'elle produit ces symptômes ; c'est
« parce qu'elle a trouvé l'économie dans certaines
« conditions d'innervation et de nutrition.»

P. 220. « N'oublions pas qu'il y a une coïncidence
« remarquable entre la flaccidité musculaire et une
« diminution de la cohésion normale des molécules
« du sang.»

P. 551. « Enfin, des maladies semblables à plu-
« sieurs de celles produites par absorption des par-
« ticules délétères, soit sous le rapport des symptô-
« mes, soit sous celui des résultats nécroscopiques,
« surviennent assez souvent dans des cas où aucune
« substance délétère n'a été introduite dans le sang,
« et où rien ne prouve que ce sang altéré a été la pre-
« mière cause des phénomènes morbides ; si cepen-
« dant entre ces phénomènes et ceux évidemment
« dus à l'influence d'un sang vicié, il y a parfaite
« identité; si l'autopsie ne montre pas plus ici que
« dans les cas précédents de lésion dans les solides,
« et si l'on voit toujours un certain nombre de symp-

« tômes fondamentaux apparaître, soit que ces lé-
« sions manquent ou qu'elles existent, que devons-
« nous logiquement et physiologiquement conclure?
« C'est qu'ici encore, comme dans les cas précédents,
« la maladie doit-être rapportée au sang qui, *sous*
« *l'influence de causes inconnues*, s'est spontané-
« ment altéré.»

P. 52. « Il est certains états morbides où avant que
« la vie ait cessé, les lois physiques ordinaires ten-
« dent à reprendre leur empire; alors, chez un indi-
« vidu encore vivant, on observe déjà une diminution
« notable de la résistance qu'il opposait à la grande
« loi de l'équilibre du calorique; chez lui les affini-
« tés chimiques de la matière inorganique commen-
« cent à s'exercer, et on voit apparaître cette série
« de phénomènes désignés sous le nom de putrides.
« Peut-être un jour parviendra-t-on à expliquer par
« des lésions d'organisation ces remarquables phé-
« nomènes, qui décèlent dans l'être encore doué de
« vie une résistance moindre aux lois physiques or-
« dinaires; en attendant, appelons-les *lésions d'in-*
« *n rvation.*»

Cullen, méd. prat., p. 150. « Tous les faits nous
« portent à croire quetoutes les fièvres reconnaissent
« une cause commune, et qu'elles ne varient qu'en
« raison de quelques circonstances particulières. »

Faure, des f. int. 179. « Il est tellement vrai que
« dans les fièvres intermittentes pernicieuses, le cer-
« veau est attaqué d'une manière spéciale, que le
« coma, qui est ordinairement un symptôme final
« des affections cérébrales les plus graves, se dissipe
« dans l'intervalle des accès.»

Baumes, *fièvres rémittentes*, 1 v. p. 69. « Le doc-
« teur Thouvenel est non-seulement d'avis que les
« émanations méphitiques provenant de la fermenta-
« tion des marais sont essentiellement identiques, et
« que les maladies qu'elles produisent, quoique très-
« différentes dans leur marche, leurs symptômes et
« leur solution, se ressemblent néanmoins quant au
« fond, parce que partout c'est le même germe, la
« même cause; mais encore il pense que depuis la
« fièvre intermittente la moins putride jusqu'à la
« fièvre pestilentielle la plus développée, on pourrait
« établir une gradation non interrompue de causalité
« et d'affections correspondantes en passant en revue
« et comparant les saisons, les climats, les années.
« Suivant lui, il n'est pas même rare de voir une
« même cause de corruption, l'évaporation d'un ma-
« rais, par exemple, produire dans les années et les
« saisons excessivement chaudes et humides, des fiè-
« vres malignes, pétéchiales, pestilentielles, tandis
« que sous la température moins corruptive d'une
« autre année, saison ou contrée, elle ne produira
« que des fièvres intermittentes ou rémittentes plus
« ou moins graves.

Nepple, p. 15. « Les maladies les plus communes
« chez l'indigène des pays d'étang sont, en automne,
« les fièvres bilieuses continues, rémittentes et in-
« termittentes, auxquelles succèdent l'ascite, l'ana-
« sarque avec ou sans lésions organiques, la dysen-
« terie et l'enflure de la rate.

Idem. p. 52. « L'embarras gastrique précède sou-
« vent la fièvre : moins fréquemment, il se développe
« pendant son cours; il est endémique dans les pays

« marécageux, les prisons, les hôpitaux, etc. Au « nombre des symptômes de cet embarras est une « douleur épigastrique, mais qui diminue plutôt « qu'elle n'augmente par la pression.»

P. 179. « Les fièvres intermittentes compliquées « de phénomènes gastrobilieux ne règnent qu'en été « et avec une violence toujours proportionnée à l'in- « tensité des chaleurs; ainsi, dans les pays chauds, « marécageux, et en Bresse, dans certaines années « extraordinaires, un accès de *fièvre gastrobilieuse* « *ressemble à la fièvre jaune*; dans ce cas, la fièvre « est rémittente, et une apyrexie complète est im- « possible.»

Baumes, v. I, p. 227. « Un lecteur attentif ne trou- « vera guère de différence entre les exposés faits par « Lind, Rouppe, Pringle, Huxham, concernant la « *fièvre rémittente maligne*, et là description du *ty-* « *phus* par Monro, Pringle et Junker; l'origine, les « progrès, les symptômes et la terminaison sont à « peu près les mêmes; la seule chose que l'on re- « marque est que dans le commencement la rémis- « sion est plus ou moins considérable.»

Giannini, chap. 6, p. 281. « Si nous considérons « avec soin et impartialité les descriptions les plus « exactes de la peste, nous verrons que quant au « caractère, aux effets, au mode d'action de son *con-* « *tagium*, elle ne diffère pas précisément des fièvres « pétéchiale et miliaire.»

Pugnet, peste de Damiette, p. 57. « Il était rare « que la sueur terminât aucun des premiers redou- « blements; dès que cette heureuse évacuation sur- « venait et tempérait la chaleur qui l'avait précédée,

« on pouvait annoncer au malade un rétablissement
« prochain.»

Idem. p. 65. « Il n'était pas rare de n'obtenir « qu'une sérosité bourbeuse, revêtue du caractère « de la dissolution la plus complète, immédiatement « après avoir vu le même fluide former presqu'en « coulant, un gâteau très solide, d'un fort beau rouge « et sans aucune goutte de sérum. »

P. 214 (*Peste du Caire*). « Un soldat de la 9e de« mi-brigade a éprouvé pendant trois mois des al« ternatives de peste bénigne et de fièvre intermit« tente tierce-simple. Nous regardâmes ces alterna« tives comme les effets d'une seule et même maladie « qui revêtait différentes formes, et cela nous surprit « d'autant moins que nous l'avions déjà reconnu à « Damiette.

« Il est une autre espèce de fièvre intermittente « non moins dangereuse que la peste, et qui règne en « même temps, c'est le *Dem-el-Mouia.*»

Fodéré, t. IV, p. 174. « Dans beaucoup de cas de « peste, loin d'indiquer un état fébrile, le pouls était « le même que dans l'état de santé, même plus lent « et plus petit; ainsi, dans la peste de Marseille, en « 1721, on a vu des sujets mourir dans l'espace de « six à huit heures, sans bubons ni éruption quel« conque, avec un pouls presque naturel, ne s'étant « jamais plaints que de faiblesse et d'abattement, mais « défigurés, les yeux étincelants et le regard hydro« phobe.»

P. 218. « Sauvages a cru devoir admettre une peste « intermittente, parce que le professeur Chycoineau « dit en avoir observé une semblable à Marseille ;

« dans son mémoire sur la peste, M. Pariset a émis « la même classification. »

Après avoir, au moyen des rapprochements des différentes espèces de maladies et des citations des écrivains les plus sûrs, démontré que toutes les maladies de tous les pays chauds sont dues à la même cause, ont le même siége et une nature identique, il nous faut chercher à trouver encore la raison de la différence des types, de leur succession et de leurs transmutations fréquentes.

Ni le temps, ni les sources nécessaires n'étaient à ma disposition pour me permettre de pousser plus loin la démonstration de la nature et du siége des affections des pays chauds ; je n'ai pu qu'indiquer, qu'esquisser ce travail, et je puis dire avec Torti (V. 1, chap. 8. p. 61) :

« *Sat sit eadem adumbrasse, ut si rudem aliquam* « *et indigestam veritatis speciem in illis quispiam* « *reperiat, ulteriori culturâ ad meliorem frugem* « *reducat.* »

CHAPITRE VI.

THÉORIE DE L'INTERMITTENCE.

> Fas est credere cum doctissimo Borello quod sit succus vel humor quidam, molis sæpius exiguæ quem fortasse cochlear unum caperet, per intervalla sanguini affusus illumque in motum febrilem concitare aptus.
>
> *Torti therap. spec.*, t. I, cap. VIII, p. 61.

Les miasmes marécageux, dont personne ne met plus en doute l'existence, pénètrent dans l'économie par toutes les surfaces de rapport, et principalement par les voies gastro-pulmonaires, avec l'air, les aliments et les boissons ; une fois introduits, arrivent-ils immédiatement et en nature dans le sang et par ce liquide aux centres nerveux ? Des faits nombreux et incontestables démontrent qu'il n'en est pas ainsi ; que tandis qu'injectées directement dans les veines, ou seulement appliquées au derme mis à nu, les substances médicamenteuses et vénéneuses produisent un effet presque immédiat, le même résultat ne se manifeste que beaucoup plus tardivement, quand la même matière est en même quantité introduite par le tube digestif. La disposition particulière aux membranes tégumentaires internes rend facilement raison de cette différence. Là, une couche plus ou moins épaisse de mucus destiné à garantir la membrane du contact des corps étrangers, et à en faciliter le trajet, s'oppose au passage immédiat dans le sang de toute matière qui n'a pas la subtilité des gaz. C'est donc dans cette couche de mucus que vont se perdre et s'incorporer les particules miasmatiques, et c'est ainsi invisquées qu'elles pourront pénétrer dans les vaisseaux avec le liquide qui les tient ou dissoutes ou en suspension.

Des variations dans l'épaisseur, l'évaporation, la sécrétion et l'excrétion partielles de ces mucosités dépendra la quantité plus ou moins grande de miasmes qui sera importée dans le sang par l'absorption.

La qualité des miasmes pourra varier aussi. Ainsi les uns, en petite quantité et sous un petit volume, pourront être fort délétères ; d'autres auront besoin d'une grande agglomération pour agir, et d'ailleurs, l'impression qu'ils produiront variera selon la sensibilité du sujet.

Prenons pour point de départ le cas où, d'une part, les miasmes sont peu dangereux, et où, de l'autre, le sujet exposé à l'infection est dans l'état de santé.

De même, qu'on me permette cette comparaison, qu'en laissant tomber grain à grain dans un vase plein d'eau, le sel ou le sucre au moyen desquels on veut rendre savoureux le contenu, il y aura dès le premier grain une modification réelle, mais qui ne deviendra appréciable à nos sens que quand une multitude de ces grains aura été surajoutée au premier; de même, depuis le moment où le sujet aura été soumis au foyer des émanations jusqu'à celui où l'absorption aura apporté dans le sang une quantité de mucosités contaminées, suffisante pour déterminer un effet sensible, il aura dû s'écouler un temps assez long, et c'est ce temps que les auteurs ont appelé celui de l'*incubation*. Ce temps sera naturellement d'autant plus long, que la matière miasmatique est faible, ou que certaines circonstances telles que la course, la danse, l'ingestion de boissons chaudes ou alcooliques auront, en déterminant des sueurs, éliminé une partie du poison déjà introduit.

Mais, quoi qu'il en soit, quand une dose suffisante de ces mucosites sera parvenue dans le sang, l'effet sédatif commencera à se manifester et à abaisser graduellement la circulation et la calorification; le frisson surviendra; mais en raison du peu d'énergie du poison, il faudra un temps fort long pour que son action puisse amener la sédation jusqu'à ce point où il faut que le système nerveux meure ou réagisse.

Mais par la raison même que ce n'est qu'au bout d'un temps assez long que le poison sera parvenu à produire une impression, le système nerveux un instant déprimé se relèvera avec puissance; la circulation et la chaleur reparaîtront en dépassant la mesure ordinaire, la sueur et l'urine couleront en abondance, et des changements apparents dans les qualités physiques de leurs produits annonceront clairement le départ de la matière dont le séjour avait ému l'économie.

Là devrait se terminer la maladie; mais nous concevrons facilement qu'il n'en soit pas ainsi, si nous voulons reporter notre pensée sur le foyer d'infection établi à la surface des muqueuses, et qui, même pendant cet effort de crise, a dû continuer à laisser arriver goutte à goutte pour ainsi dire, une nouvelle quantité de poison dans le sang. Vu la persistance des mêmes conditions dans la nature de cette matière et dans celle qui est propre au sujet, après un espace de temps exactement le même que celui qui a suffi à l'intoxication précédente (soit deux jours), la même quantité de matière vénéneuse se sera accumulée dans la circulation, et, par le même procédé, déterminera un effort de réaction exactement semblable.

Voilà bien, je crois, le portrait d'une fièvre quarte des pays tempérés.

Qu'après un ou deux accès de cette espèce, l'individu s'éloigne du lieu insalubre, et le foyer secondaire qui s'est établi dans l'économie n'étant plus alimenté par l'air ambiant, sera bientôt épuisé quand deux ou trois *crises* se seront succédé; il sera même facile d'y couper court en évacuant les mucosités vénéneuses au moyen d'un émétique qui, en les expulsant, appellera des sécrétions nouvelles.

En supposant au contraire la continuation du séjour dans le lieu infect, et soit, les miasmes un peu moins innocents, soit, le sujet un peu moins fort, les miasmes plus actifs n'auront plus besoin d'être en somme aussi grande et auront aussi bien plus tôt amené la sédation au summum. Il en résultera que l'apyrexie, c'est-à-dire le temps nécessaire à l'arrivée dans le sang d'une quantité de poison suffisante, et que le frisson qui est la mesure des efforts du principe toxique sur le système nerveux, seront moins longs. D'autre part, cette réaction que jusqu'ici nous avions vue survenir et se terminer avec vigueur et rapidité, n'étant plus fournie par un système nerveux parfaitement intact, n'aura plus l'élasticité première et n'arrivera qu'après un temps plus long aux crises qui en marquent le terme.

Ainsi, à mesure que la longueur du stade de froid et celle de l'intermission diminuent, vous voyez se prolonger le stade de chaud.

Ainsi du type quarte, vous verrez la maladie en raison composée de l'augmentation d'intensité de la cause et de la débilité (acquise ou naturelle) du sujet, passer successivement aux types tierce et quotidien, c'est-à-dire les accès se rapprocher en se prolongeant.

En effet, dans les marais de la Bresse et de la Sologne, on voit régner fréquemment les fièvres quartes marquées par un long et violent frisson ; déjà, sous le ciel de Rome et de l'Afrique on voit devenir communes les fièvres tierces et quotidiennes, et la fièvre quarte devient un phénomène fort rare; en même temps aussi le stade de froid plus court, moins saillant, a fait place presqu'entièrement, pour ainsi dire, au stade de chaud, qui dure quelquefois plus de 12 et 15 heures.

Stoll, Méd. prat., pag. 87, s'exprime ainsi en parlant des fièvres.

« Quant à la forme ou au type des fièvres, on peut « observer que la fièvre quarte qui a la plus longue « intermission a aussi le plus long et le plus violent « accès de froid, mais qu'en général le paroxysme est « plus court.

« Que la fièvre tierce qui a un intervalle plus court « et un stade de froid plus court et moins violent, a « le paroxysme déjà plus long. Enfin que la fièvre « quotidienne qui a l'intervalle le plus court et le « plus petit stade de froid, a de tous les paroxysmes « le plus long. »

En conséquence de ce que je viens d'exposer, on

verra que si, comme l'a indiqué Hippocrate, le pronostic est d'autant plus favorable que l'apyrexie est plus longue, ce n'est pas parce qu'on a alors une plus grande facilité à placer le médicament, mais parce que dans une endémie, le praticien exercé a dû toujours pressentir dans ces diverses circonstances l'expression de l'intensité relative de la cause ou du degré de force du sujet.

En supposant maintenant l'incidence d'une cause qui tout à coup viendrait accroître la puissance du poison, ou, ce qui équivaudrait, la faiblesse du sujet, il sera facile de se rendre compte de la manière dont un accès devient subitement pernicieux ou passe d'un type à l'autre et même à la rémittence.

Avant d'abandonner la question des fièvres intermittentes, je dois rappeler que beaucoup d'auteurs ont parlé de fièvres dont les accès revenaient tous les 5, 10 et 15 jours; Baillou en a vu avec des intermissions d'un mois. Comme ces types sont assez rares, les uns se sont bornés à en nier l'existence, les autres ont contesté la convenance de les classer parmi les fièvres d'accès; enfin quelques auteurs ont pensé qu'il fallait y voir des fièvres du type tierce ou quarte, dont par une cause inconnue certains accès auraient été supprimés.

En nous reportant à l'explication que j'ai donnée de la génération de la fièvre quarte, et en supposant les miasmes plus faibles encore que ceux dont l'introduction a occasionné ce type, nous verrons naturellement un espace de temps plus long devenir nécessaire pour que ces éléments, infiniment moins actifs, se soient accumulés en quantité suffisante; ce temps pourra embrasser une période de cinq, dix, quinze jours, et même plus.

Ainsi, plus on aura, par une hygiène bien entendue, fortifié le sujet, et par là diminué la puissance du poison, plus il faudra de temps pour l'apparition d'un effet sensible. Ce qu'en cette circonstance le médecin aura fait, l'acclimatement le fait pour l'indigène; aussi l'habitant, l'homme acclimaté n'éprouveront aucune modification manifeste par les miasmes qui se dégagent faiblement en hiver; tandis que l'étranger, pour ainsi dire, en débarquant, la femme et l'enfant, aux époques des menstrues et de la dentition, seront bien souvent atteints par les fièvres du pays.

Il vous deviendra, maintenant, facile de saisir comment sous l'influence de certaines causes on peut faire, pour ainsi dire à plaisir, avancer ou reculer, augmenter ou diminuer de longueur un accès donné.

Prenons un accès quotidien, revenant régulièrement à quatre heures du soir; soumettez le malade pendant l'apyrexie un instant à la pluie, à une émotion, à une indigestion, à l'action d'un purgatif; que le soleil en se voilant fasse baisser subitement la température, et l'accès avancera de trois ou quatre heures, et sera plus long que la fois précédente.

Qu'au lieu d'être soumis à ces influences, le sujet éprouve celle d'un traitement convenable sans être complet, et l'accès ne sera que retardé, et en même temps diminué de quelques heures.

Qu'au lieu de cette médication incomplète, après avoir augmenté le ton du système nerveux, on ait eu la précaution d'évacuer les mucosités qui existent à la surface du tube digestif, et on aura entièrement fait cesser la maladie qui, si elle devait encore reparaître, ne s'exprimerait plus que par de très faibles paroxysmes distants de dix ou quinze jours.

Maintenant que nous avons examiné le mode d'influence d'émanations peu pernicieuses, agissant sur un individu à l'état de santé, voyons ce qui arrivera dans le cas où les miasmes seront plus délétères, comme, par exemple, ceux qui résultent de la décomposition de matières presqu'exclusivement animales, ainsi que cela a lieu pour les marais salans et ceux des pays très chauds, où dans la composition même de la plupart des végétaux, il entre de la matière animale : ces miasmes fort actifs sous un petit volume, auront aussi bien plus promptement porté à son terme la tolérance du système nerveux; l'incubation et le stade de froid seront à peine marqués, et par suite de la sédation plus profonde de l'économie, la réaction aura plus de peine à s'établir, mettra un temps infiniment plus long à s'accomplir, et les dernières oscillations de la circulation ne se seront pas encore apaisées, qu'on verra s'ouvrir le frisson initial qui annonce une nouvelle atteinte et l'imminente urgence d'un nouvel effort critique. Cette lutte, qui va se répéter en se pressant, achèvera de débiliter le système qui doit la fournir, et de diminuer le temps nécessaire à l'accomplissement des intoxications qui vont rapidement se succéder; dès ce moment, ce sera avant même que la réaction arrive à sa fin que le frisson nouveau se manifestera, quoique bien faible; les crises, seule chance de salut, cesseront de paraître, et alors, comme le dit P. Frunk, on verra survenir non des réactions, mais des tentatives de réaction; si l'art, en cette occurrence, ne vient remplacer les crises absentes, et rendre pour un temps plus ou moins long au système nerveux, le ressort indispensable, le poison s'accumulera dans le sang, sans qu'il s'en perde plus rien, et la vie s'éteindra avec des circonstances qui varieront du délire au coma; les molécules du sang perdront leur cohésion, et le liquide s'épanchera à la surface des muqueuses et sous la peau.

Si les effluves ont une subtilité très grande et une qualité éminemment délétère, comme certains gaz méphitiques, et que le système nerveux atteint d'infection soit extrêmement faible, il n'y a plus, même, de tentative de réaction.

Tantôt on voit la vie s'éteindre sensiblement, le pouls descendre à quarante-cinq et quarante pulsations, survenir divers phénomènes de coloration et d'hémorrhagies; tantôt la circulation cesse brusquement; le sang, immédiatement retombé sous l'empire des lois physiques, laisse partout échapper sa partie la plus fluide, et dans ces deux cas la vie organique est morte quand le système nerveux de relation qui va bientôt suivre est encore dans un état de parfaite intégrité.

Je ne me suis à dessein, jusqu'ici, occupé que des phénomènes déterminés par l'apport dans la circulation de particules nuisibles, ayant pour véhicule des vapeurs suspendues dans l'air, et subissant avant d'agir une altération dépendant de leur mélange avec les mucosités gastro-pulmonaires; mais il est des empoisonnements dont il faut chercher la source au sein même de l'économie ; car un des premiers pathologistes du monde, Frank, l'a dit : *Ipsa verò et fluida et solida corporis ad totius destructionem materiam largiuntur, neque certius unquam venenum chymici elaborant, quam ipsi nos nobis fabricamus.*

En effet, la fonte purulente qui survient de préférence dans quelques viscères, tels que le poumon et le foie, amène l'épanchement dans le sang d'une matière qui n'est point assimilable ; une réaction devra dans ce cas survenir; mais alors ce ne sera plus ni le type quarte, ni le type tierce que nous aurons occasion d'observer; dès le début, quelque peu qu'il se déverse de suppuration, nous verrons survenir la forme quotidienne; bientôt les accès paraîtront deux fois en 24 heures, et céderont définitivement la place à la rémittence et à la continuité. Aussi, les praticiens dont les observations nous servent encore aujourd'hui de guide, signalent-ils la difficulté du diagnostic différentiel entre la fièvre intermittente et les affections avec lesquelles ils lui trouvent une grande similitude, les fièvres hectiques et la phthisie.

Dans ces cas, c'est le foyer seul d'intoxication qui diffère.

Peut-être, partant du même point de vue, pourrez-vous reconnaître une cause qui n'avait pas encore été soupçonnée à ces fièvres rémittentes si pernicieuses, que Dumas a signalées comme les complications et la conséquence des blessures et des opérations graves, surtout, si en jetant les yeux sur les faits qu'il a réunis, vous avez la preuve que ces fièvres sont survenues dans tous les cas après, mais jamais avant la suppuration, et si vous voulez bien examiner combien est peu satisfaisante l'étiologie qu'il indique.

Quoique fort incomplet, je pense que ce travail peut, en rendant raison des diverses transmutations des types fébriles, fournir l'occasion de quelques déductions qui ne seront pas sans importance.

Si les vues qu'il implique sont de nature à être adoptées, cette barrière, qui semblait à tout jamais séparer les affections graves des climats chauds de celles des climats tempérés, doit tomber et entraîner de nombreuses modifications dans le traitement. Le diagnostic et par conséquent les indications qui en dérivent auront gagné une précision plus grande. On cessera de faire d'une des phases et d'un des degrés de la réaction vitale, une maladie spéciale; les fièvres intermittentes ne constitueront plus une famille à part; le quinquina perdant la qualification d'*antipériodique*, ne sera plus épargné par le praticien au moment même où la gravité du mal exprimée par la continuité fébrile, en aura rendu l'administration plus indispensable; le médecin, plus familiarisé avec les nombreuses variétés et les différentes formes de cette réaction, aura moins de tendance à considérer et à traiter comme des congestions et des inflammations la plus faible rougeur déterminée dans les tissus par des émotions de circulation précaires; on comprendra comment, dans certaines maladies prétendues inflammatoires, on voit sous l'influence de la médication antiphlogistique le délire survenir ou s'accroître, la langue noircir et se crevasser, et des hémorrhagies mettre en danger la vie du malade; la saignée générale, repoussée si souvent et frappée d'anathème par les grands médecins, trouvera aussi dans les pays tempérés moins de faveur, et le praticien, même à son début, saura déjà que soustraire des forces à l'économie quand elle lutte contre l'infection portée du dehors ou venue du dedans, c'est la désarmer au profit du poison.

CHAPITRE VIII.

INDICATIONS GÉNÉRALES DE TRAITEMENT, DÉDUITES DES THÉORIES.

Si on a bien voulu suivre avec attention les recherches auxquelles je me suis livré sur le siége et la nature des maladies résultant de l'infection miasmatique, et sur le mécanisme de l'intermittence, on n'aura pas tardé à saisir quelle peut être la véritable indication du traitement.

On comprendra que le but principal que doit se proposer le praticien est de soutenir l'effort de réaction de l'économie contre la cause délétère, d'inciter, de réveiller le système nerveux, quand la vitalité succombe sous la puissance de cette cause, et de prévenir, en expulsant le foyer secondaire d'infection qui s'est établi à la surface de la muqueuse gastro-pulmonaire, l'introduction dans le sang d'une nouvelle dose de poison. Quand ces deux indications principales auront été remplies, il en restera une qui a aussi une grande importance, c'est de fortifier l'économie, de l'élever à un ton assez puissant pour la rendre insensible aux causes de maladie que pourra recéler le milieu dans lequel le convalescent est destiné à rester.

C'est par le sulfate de quinine, les émétiques, et le régime tonique, qu'on atteindra le triple but qu'il faut se proposer, et je vais examiner brièvement et successivement ces moyens.

Mais d'abord, mettons hors de cause la saignée, en

nous appuyant seulement sur quelques citations tirées des écrits même de ceux qui en préconisent l'emploi.

« Les antiphlogistiques n'arrêtent pas toujours l'inflammation, ils débilitent les malades, et semblent quelquefois devoir être remplacés par les stimulants. (Broussais, *pathologie gén.* T. 4 p. 221.) »

« Lorsque l'innervation est lésée, le cœur et les muscles tombent dans la flaccidité, les muqueuses laissent suinter du sang, des hémorhagies ont lieu, des ecchymoses se forment à la peau, et alors la saignée n'est plus que dangereuse. (*Id.* p. 257). »

« Nous avons pu constater que les antiphlogistiques, quoique *urgents et indispensables*, échouent sur beaucoup de sujets quand ils sont employés seuls, et cela dans les cas ordinaires comme dans les cas graves. Ils jettent même les malades dans un affaiblissement extrême, en se montrant moins *puissants pour calmer les phlegmasies, que les accès pour les entretenir et les aggraver*. (Antonini et Monnard frères, *Consid. gén. sur les fièvres.* Journal de chirurgie militaire. v. 35, p. 41. »

« M. Bailly prétend que la saignée, quoique bien indiquée, donne à l'accès suivant une plus grande intensité, et il en cite des exemples. (Nepple 167). »

« Dans une fièvre de longue durée, chez le Bressan, une saignée serait suivie de l'enflure. (*Id.* 169). »

« Il n'est pas rare de voir pendant cette saison, les fièvres *intermittentes s'exaspérer quelques heures après l'ouverture de la veine, et des accès pernicieux survenir tout-à-coup, dans des cas, qui jusque là n'avaient rien offert de grave;* ce sont sans doute des faits de cette nature, qui mal interprêtés, ont fait bannir à diverses époques, la saignée du traitement des fièvres intermittentes, et aujourd'hui, encore en Italie, cette réprobation est presque universelle. (Maillot, *Traité des fièvres*, p. 372.»

Consultons maintenant les praticiens qui s'appliquent sans vues systématiques, à l'étude des faits.

« Je puis assurer d'après bien des observations, que la saignée a été plus nuisible quand elle ne convenait pas, qu'utile quand elle était indiquée. » (Stoll. *méd. prat.* p. 256).

«Souvent, à mesure qu'on cherche à détruire par la saignée, un travail d'hypérémie fixé sur un organe, on voit les symptômes nerveux devenir de plus en plus prédominants; ils sont augmentés par la soustraction même du sang.» (Andral, *préc. d'anat. path* p. 10.)

« Il nous paraît remarquable que ce soit à la suite des saignées pratiquées trois jours de suite, et qui ne purent enrayer la maladie, que survinrent ces abondantes épistaxis. Ce ne fut pas là le seul cas... Chez deux d'entr'eux, nous vîmes s'ulcérer les piqûres de sangsues, comme avec l'emporte pièce, et ils succombèrent.» (Andral, *Cliniq. méd.* 3. p. 219.)

« La saignée est généralement réprouvée dans les fièvres intermittentes, même dans celles du printemps, parce que, comme l'indique Sydenham, elles deviennent pernicieuses, ou se prolongent en amenant des phénomènes dangereux.»

« Torti est de la même opinion et affirme que souvent la fièvre redouble le jour où on a saigné. (Burserius, *inst. med.* p. 239).»

«Que dire cependant de la saignée dans les fièvres exanthématiques? n'accroît-elle pas la sensibilité nerveuse, et l'action du contagium? il arrive souvent que sous son influence on voit augmenter le délire; elle est nécessairement dangereuse chez les sujets déjà épuisés (nerveusement parlant). Or comme les personnes en apparence les plus robustes peuvent se trouver dans ce cas, il en résulte que souvent la saignée sera funeste, là où elle nous paraîtrait le mieux indiquée.

«Aussi, dans la plupart de ces fièvres, la saignée est tolérée et non requise, comme elle serait supportée dans l'état de santé : comme l'est une hémorrhagie par cause physique, et elle est évidemment inopportune, dangereuse quand la diathèse est asthénique (Giannini, *de la nature des fièvres*, p. 377.»

On a émis des opinions très variées sur le mode d'action du sulfate de quinine; nous ne les passerons pas en revue; mais le terme auquel se sont arrêtés quelques praticiens en affirmant que ce sel est un antipériodique, et, par conséquent, en donnant le conseil de ne l'administrer que dans les cas d'intermittence signalée, est une hérésie cruelle, et reçoit journellement un nouveau démenti; pour ceux qui ont la moindre idée de l'action des médicaments, le sel de quinine ne peut être considéré comme un tonique; la promptitude avec laquelle il aide à dissiper les plus graves accidents ne permet pas qu'on le range dans cette classe. Si nous nous rappelons comment, en insistant sur l'emploi de ce médicament, on parvient à humecter la langue qui était un peu auparavant noire et desséchée, comment dans les cas moins graves, on détermine d'abondantes sueurs, nous serons obligés de reconnaître qu'il excite puissamment les sécrétions et l'absorption, et qu'il est le stimulant le plus efficace du système nerveux ganglionnaire; les effets de surdité, de cécité et d'étourdissement qu'il produit, donné à de trop hautes doses, ne devront pas plus nous surprendre alors que ceux que nous voyons journellement survenir à la suite de l'ingestion abusive du vin et des boissons fermentées; ces liqueurs, prises en petite quantité, stimulent doucement, facilitent et aiguisent l'action de la pensée; ingérées en excès, elles troublent notablement ces facultés, celles des sens et des mouvements.

J'ai vu quelque part affirmé avec une précision digne de remarque, que tandis qu'une faible dose produit sur un individu peu gravement affecté les désordres momentanés signalés plus haut, 150 grains dans les accès pernicieux ne déterminent que de légers vertiges; je n'oserais me prononcer avec autant d'assurance; mais je ne connais qu'une espèce d'accès pernicieux où ce phénomène puisse être étudié, c'est l'accès algide ou cholérique, et je n'ai jamais, dans les fièvres de cette forme qu'il m'a été donné d'observer, remarqué à la suite de l'administration du sel à fortes doses, même le plus faible vertige. Dans les formes délirante et comateuse, je ne pense pas qu'on puisse se rendre compte de l'état des sens. Dans aucun cas, il ne faut recourir, que quand les autres voies d'introduction nous manquent, à l'absorption du sulfate de quinine par l'épiderme dénudé; on ne peut jamais espérer d'en faire pénétrer une grande quantité par cette voie; le derme mis à nu se sèche et se tanne, pour ainsi dire, par le contact du fébrifuge; aussi je pense qu'il vaut mieux se borner à frictionner et à ramollir la peau dans le point où on veut appliquer la pommade de quinine ou le sel en nature à la surface d'un cataplasme.

Quant au vomitif, si donné seul, il a quelquefois réussi, je n'hésite pas à affirmer que le plus souvent, dans les fièvres des pays chauds, ainsi administré, il pourrait provoquer des accidents funestes; le trouble et la fatigue qu'il laisse, pendant peu de temps, il est vrai, dans l'économie, seraient de nature à accroître la faiblesse, et je n'engagerai jamais un praticien peu familiarisé avec les affections miasmatiques fébriles, à le donner quand il y a un grand mouvement de la circulation et au milieu de la réaction; c'est sous l'influence de cette pensée que rarement je l'administre dans les affections à forme continue, avant d'avoir, pendant un jour ou deux, fait prendre le sulfate de quinine; si on me voit, dans beaucoup de cas de gastro-céphalite, le prescrire sans cette précaution, c'est que pour moi cette forme n'est qu'un accès très prolongé, et que je vois pour ainsi dire arriver le stade de la sueur; c'est toujours à raison de cette manière de voir que dans les fièvres typhoïdes, j'attends quelquefois quatre ou cinq jours avant d'ordonner l'émétique, et que jamais je ne laisse donner le tartre stibié et l'ipécacuanha que je n'aie prescrit de prendre immédiatement avant et après une dose de sulfate de quinine.

Les seules circonstances où on doive commencer par le vomitif sont celles d'une fièvre franchement périodique, et encore s'il n'y a pas un jour complet d'intervalle, vaut-il mieux, quand on n'a pas encore une très grande habitude, débuter par suspendre ou affaiblir le premier accès au moyen du fébrifuge.

Dans les cas seulement où l'haleine est fétide, la bouche très amère, la langue chargée d'un enduit épais, on est forcé de donner de suite le vomitif; car on épuiserait et le malade et soi-même à vouloir anéantir la fièvre autrement qu'après avoir provoqué les vomissements.

Quand les malades présentent l'apparence d'un grand abattement, quand surtout la voix est altérée, qu'elle semble être profonde et venir de loin, il faut fractionner et rapprocher beaucoup les doses de sulfate de quinine, en aider l'effet par des boissons stimulantes, et se garder de trop précipiter l'emploi du vomitif.

Quelquefois on est obligé d'y recourir une seconde fois; mais ce ne doit être que la persistance des accès qui indique cette nécessité. L'amertume de la bouche ne serait pas une indication suffisante; dépendant d'abord de l'existence de matières saburrales, elle peut être due ensuite, comme l'indique fort bien Stoll, à l'abondance des sécrétions nouvelles qu'a appelées le vomitif, et elle ne pourrait qu'augmenter par le moyen destiné à la faire cesser.

Dans les fièvres typhoïdes portées à la plus haute gravité, quand à chaque mouvement des malades, des flots d'une bile verte, porracée, semblent évacués par régurgitation, il faut se presser de donner le tartre stibié, mais à la dose de 3 ou 4 grains; car une partie du médicament se perd à raison de l'abondance des liquides qui distendent l'estomac.

Dans un travail récent, où on a bien voulu juger ma pratique avec bienveillance, on a dit que, malgré la puissance de l'émétique, il fallait attribuer l'honneur de la guérison presque exclusivement à l'écorce du Pérou, et à l'appui de cette proposition, on a exposé des faits pratiques qui tendraient à prouver que l'émétique est le plus souvent inutile; il me serait facile de tourner contre une pareille opinion les armes qu'elle s'est attribuées; je pourrais répondre que je ne donne jamais pour une fièvre d'accès le sulfate de quinine à la dose de plus de 16 à 20 grains; que jamais un second accès n'apparaît, et depuis six semaines que je suis à Paris, j'ai eu l'occasion de faire deux fois encore cette épreuve; n'aurai-je pas prouvé que c'est à l'émétique que je dois de semblables succès, si, comparant ma pratique à celle de mon contradicteur, je le montre d'après ses propres paroles employant *cent quarante* grains de sulfate de quinine pour combattre une fièvre d'accès, et ne réussissant avec cette quantité exorbitante, qu'à l'arrêter au troisième, tandis que 16 grains me suffisent pour obtenir un résultat infiniment plus prompt.

Mais je n'insisterai pas sur ce point; il est inutile de discuter des faits aussi rares; je n'avais jusqu'aujourd'hui vu aucun médecin proposer d'aussi fabuleuses quantités de sel de quinine pour prévenir de simples accès, et M. Maillot, celui de nous tous qui l'a donné aux doses les plus élevées, n'a jamais dépassé 20 à 30 grains dans de semblables cas.—D'ailleurs, ce n'est pas dans la suppression momentanée d'un accès que réside le traitement; il faut encore rendre la guérison durable et prévenir les récidives.

C'est en alimentant immédiatement le malade, en le mettant à l'usage des préparations de quinquina, et, au besoin, des sels de fer qu'on parvient à le rendre inaccessible aux causes persistantes d'infection.

J'ai rarement employé les purgatifs, si ce n'est pour achever de combattre ces diarrhées indomptables qui épuisent trop souvent les sujets convalescents des fièvres typhoïdes de très-mauvais caractère ; dans ces cas, leur action est puissamment secondée par un large cataplasme sinapisé et laudanisé qui embrasse toute la surface abdominale.

La convalescence des fièvres miasmatiques n'est qu'un moindre degré de la maladie, et demande un traitement suivi et méthodique; aussi faut-il soustraire le malade à l'action de toutes les causes connues comme prédisposantes, si on ne veut le voir repris avec une gravité plus prononcée encore; il faut surtout empêcher l'exercice, pour peu qu'il soit fatiguant; des frictions avec la teinture éthérée de quinquina, l'usage des vins généreux à petite dose, une alimentation substantielle, les préparations amères et toniques, et au besoin les sels de fer, auront en peu de temps rendu au malade la force et les couleurs, et l'auront armé mieux que jamais contre l'infection.

Si le prompt départ du lieu infecté peut et doit être prescrit à celui qui ne s'y trouve qu'accidentellement, il n'en est pas de même pour celui que ses affaires, sa profession ou ses devoirs y retiennent ; il est toujours possible de le guérir de manière à ce qu'il perde la susceptibilité morbide; l'éloigner du lieu infecté, l'envoyer dans des contrées salubres, pour le faire revenir ensuite dans le pays marécageux, c'est l'exposer comme au premier jour, lui faire perdre le bénéfice d'un acclimatement chèrement acquis; rien n'est plus commun que de voir des militaires, qui sont allés en France, y ont recouvré la force et l'embompoint, être atteints de la fièvre, aussitôt qu'ils ont remis le pied en Afrique, et je pourrais par contre , citer dans ma pratique de nombreux exemples de maladies graves, guéries dans le lieu même où elles ont été contractées et suivies de convalescences franches et d'un retour parfait à la santé au milieu des plus grandes fatigues et des plus fortes privations.

Je vois donc dans l'évacuation sur la France des soldats qui ont peine à se rétablir, une mesure qui n'est avantageuse ni pour eux ni pour l'état, et je pense qu'à moins de les laisser en France pour n'en plus sortir, il ne convient pas de les y envoyer passagèrement pour s'y rétablir; d'ailleurs, les conditions de la traversée sont plutôt de nature à tuer l'homme bien portant, qu'à conserver le malade; je n'entrerai pas à cet égard dans des détails qui ne peuvent que rappeler de fort tristes souvenirs.

FIN.

TABLE DES MATIÈRES.

FIN DE LA TABLE.

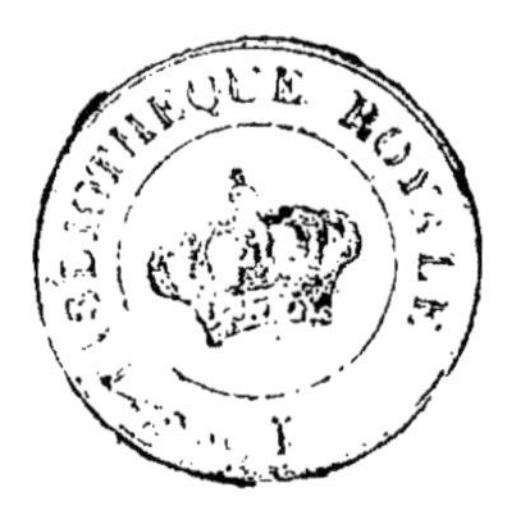

www.ingramcontent.com/pod-product-compliance
Ingram Content Group UK Ltd.
Pitfield, Milton Keynes, MK11 3LW, UK
UKHW012034240726
13965UKWH00002B/773